財團法人乳癌防治基金會系列叢書

超越乳癌

【最新增訂版】

張金堅 ——總策劃
台灣大學醫學院外科 名譽教授／財團法人乳癌防治基金會 董事長

國內權威乳癌醫療專家

張金堅、郭文宏、黃其晟、葉顯堂、劉峻宇、鍾元強、戴浩志——合著

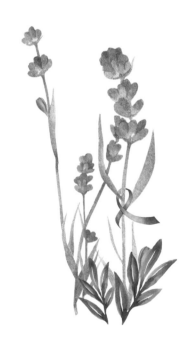

H₂O 原水文化

CONTENTS

【推薦序 1】 一本值得展讀的乳癌衛教好書　陳建仁 ⋯⋯8

【推薦序 2】 「知己知彼，戰無不勝」，超越乳癌有一套　王英偉 ⋯⋯9

【推薦序 3】 超越乳癌，飛躍重生　曾令民 ⋯⋯11

【 前 言 】 走過半個世紀，見證乳癌防治　張金堅 ⋯⋯12

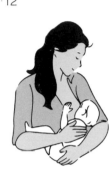

Part 1　溫故知新──認識乳房

1-1 乳房的構造與發育⋯⋯14
乳房的構造 ⋯⋯14　　乳房的發育 ⋯⋯14

1-2 乳房的功能與疾病⋯⋯16
哺乳 ⋯⋯16　　乳房的疾病 ⋯⋯17

1-3 乳房的常見症狀⋯⋯18
乳房疼痛 ⋯⋯18　　　　　　　什麼是乳房脹痛？⋯⋯20
什麼是乳房硬塊？⋯⋯20　　　　什麼是乳頭分泌物？⋯⋯23
什麼是乳頭紅腫？⋯⋯24　　　　什麼是乳房溼疹？⋯⋯24
什麼是乳頭凹陷？⋯⋯25　　　　什麼是乳房鈣化？⋯⋯27
什麼是副乳？⋯⋯30

1-4 乳房的常見疾病⋯⋯32
什麼是乳房葉狀瘤？⋯⋯32　　　什麼是乳腺炎？⋯⋯34
什麼是乳腺增生？⋯⋯36　　　　什麼是乳管擴張？⋯⋯37
什麼是乳房纖維腺瘤？⋯⋯37　　什麼是乳房纖維囊腫？⋯⋯39
什麼是帕奇得氏症？⋯⋯41　　　什麼是乳癌？⋯⋯42

Part 2　觀微知著──如何發現乳癌？

2-1 乳房自我檢查介紹⋯⋯46
乳房外科理學檢查 ⋯⋯48　　檢查乳房及腋下 ⋯⋯49

2-2 常見乳房檢查項目⋯⋯50
乳房超音波檢查 ⋯⋯50　　　乳房Ｘ光攝影檢查 ⋯⋯51
乳管Ｘ光攝影檢查 ⋯⋯52　　粗針切片檢查 ⋯⋯53

細針穿刺檢查……54 　　立體定位乳房微創切片檢查……55

乳房磁振造影檢查……56 　　電腦斷層掃描檢查……57

正子電腦斷層掃描檢查……58 　　核子醫學部骨骼掃描……59

2-3 乳癌的臨床表現……63

乳房的隱形殺手……63

2-4 乳癌的病理分期與預後因子……64

2-5 如何看懂妳的病理報告？……68

Part 3 精準醫療──個人化治療

3-1 乳癌的個人化治療……72

乳癌的治療方法……72

乳癌的分子生物學之分類……72

乳癌的手術治療……75

1. 根除性乳房切除手術（Radical Mastectomy）……78

2. 改良式根除性乳房切除手術（Modified Radical Mastectomy）……78

3. 單純性全乳房切除手術（Total Mastectomy）……79

4. 乳房保留手術（Partial or Segmental Mastectomy）……80

5. 腋下淋巴結廓清術（Axillary lymph node dissection）……81

6. 哨兵淋巴結切片手術（Sentinel Lymph Node Biopsy）……82

7. 植入式人工血管……83

乳癌的放射線治療……85

增訂 乳癌的放射線治療適應症……287

什麼是放射線治療？……86

乳癌放射線的療程……87

放射線治療的副作用及照護……88

乳癌的藥物治療……89

乳癌的化學治療……89

✽ 口服化療─方便選擇……91 　　✽ 新一代化學治療藥品 ……92

✽ 抗癌發展待克服的議題……92 　　✽ 化療藥物造成抗藥性的原因 ……92

✽ 改善化療藥物造成抗藥性的方法 ……93

✽ 提升乳癌患者在化學治療期間的生活品質……94

CONTENTS

3-1-1 「整形式乳癌切除手術」與「全乳房重建手術」……99

前言……99

乳房局部切除後之乳房重建——
整形式乳癌切除手術（Oncoplastic Breast Surgery）……101

乳房全部切除後之乳房重建——
全乳房重建（Total Breast Reconstruction）……104

自體組織重建手術……107

❀ 自體組織重建手術分類……108

❀ 【自體組織重建手術前】需要主動告知醫師之事項……109

❀ 【自體組織重建手術後】復原期可能出現的問題……109

❀ 【自體組織重建手術的可能風險】
依病友身體的體質與及手術複雜程度而異……110

增訂 大網膜皮瓣重建……110

替代方案……111

結語……111

3-2 乳癌的標靶治療……113

HER2 是什麼？……113

HER 家族……114

❀ 標靶治療使用原則……115

❀ 賀癌平（Herceptin，Trastuzumab）……119

❀ 賀疾妥（Perjeta，Pertuzumab）……121

❀ 賀癌寧（Kadcyla，Trastuzumab emtansine；T-DM1）……124

增訂 ❀ 優赫得（Enhertu，Trastuzumab deruxtecan; T-DXd）……290

增訂 ❀ 賀儷安（Nerlynx, neratinib）……294

❀ 泰嘉錠（Tykerb，Lapatinib）……127

❀ 術前輔助治療的新趨勢：HER2 陽性乳癌達到病理完全反應
（pCR）可以減少復發風險……128

3-3 乳癌的荷爾蒙治療……130

荷爾蒙受體陽性的乳癌及荷爾蒙療法……130

女性荷爾蒙生理調控……131

乳癌的抗荷爾蒙治療策略……132

乳癌的抗荷爾蒙治療的臨床應用……134

❀ 阻斷雌激素與雌激素接受體結合—— Tamoxifen……135

❀ 副作用較少且輕微……137

❀ 荷爾蒙受體陽性乳癌的標靶治療療法……137

✽ mTOR 分子抑制劑：副作用明顯，傾向在 CDK 4/6 抑制劑
無效再考慮使用……140

✽ PI3K／Akt 抑制劑：仍在臨床試驗……141

增訂 ✽ 荷爾蒙受器陽性乳癌的標靶治療方式……297

3-4 個人化乳癌藥物……142

一、乳癌常使用之化療製劑……142

二、乳癌常使用之荷爾蒙製劑……145

三、乳癌常使用之人類上皮生長因子（HER2）標靶製劑……147

四、針對副作用之輔助藥物……148

五、乳癌常使用之新治療製劑……150

3-5 乳癌術後的輔助治療……152

3-6 乳癌術後中西醫整合的現況……154

Part 4 專題探討──乳癌面面觀

4-1 乳癌治療與生育不必二選一，年輕乳癌患者的重要課題……158

卵子冷凍保存……159　化療時保護卵巢功能……161

用正面思考可提升治癒率……162

4-2 老年人乳癌治療指引……164

老年乳癌患者的臨床治療指引……164　乳癌的存活率逐年上升……168

4-3 乳癌基因檢測與個人化醫療……169

增訂 **4-4 循環腫瘤細胞與次世代基因定序**……306

增訂 **4-5 早期三陰性乳癌的免疫檢查點抑制劑合併術前化療**……314

增訂 **4-6 三陰性乳癌治療的新曙光─魔法子彈**……318

4-7 三陰性乳癌的免疫療法……173

「免疫查核點」的研究突破……174　三陰性乳癌與免疫的關係……174

三陰性乳癌與免疫療法……175　未來趨勢……176

增訂 **4-8 你所不知道的 HER2 弱陽性**……323

4-9 肥胖與乳癌的關係……177

肥胖……177　肥胖與乳癌的關聯……178　如何控制肥胖……179

4-10 環境荷爾蒙與乳癌關係……181

4-11 醫療迷霧中的明燈——醫病共享決策及就醫提問的應用……185

　　一、醫病共享決策（SDM）緣起……185

　　二、聰明看診→就醫提問單的應用……188

Part 5　柳暗花明——後續追蹤與復發

5-1 後續如何追蹤檢查……192

　　治療後追蹤的目標——監視癌症是否復發……192

　　Ｘ光乳房攝影及乳房超音波檢查……194

5-2 轉移性乳癌的化學治療……196

　　乳癌化學治療的好處……197

　　化學治療藥物的作用機轉……198

　　化療不可怕！了解該如何因應……199

　　結論……201

5-3 轉移性乳癌的治療新解：PARP 抑制劑的臨床應用……202

5-4 乳癌骨轉移……205

　　Q1 到底什麼是骨轉移？……206

　　Q2 為什麼會發生骨轉移？……207

　　Q3 骨轉移是不是表示我的病很嚴重？……207

　　Q4 為什麼骨轉移會把骨頭吃掉？……208

　　Q5 骨轉移時，我會有什麼不舒服？……208

　　Q6 骨轉移有什麼治療方式？……209

　　Q7 骨轉移的放射治療，對我有什麼幫助？照了會馬上不痛嗎？……212

　　Q8 骨轉移如果不治療，會有什麼影響？……212

　　定期檢查、留意不明骨痛可及早發現骨轉移……214

Part 6　防微杜漸——生活照護

6-1 乳癌手術後的復健運動……216

　　✻ 初階運動……217　　　✻ 中階運動……221

　　✻ 高階運動……224　　　✻ 預防改善淋巴水腫運動……226

6-2 乳癌術後運動⋯⋯230

6-3 義乳與內衣怎麼穿？⋯⋯234
　　　失去乳房，一樣可以抬頭挺胸⋯⋯234
　　　如何選購矽膠義乳及內衣？⋯⋯235
　　　穿出美麗與自信⋯⋯237

6-4 飲食怎麼吃？⋯⋯238
　　　治療期間各種症狀的飲食對策⋯⋯238　食慾不振、體重減輕⋯⋯238
　　　噁心、嘔吐⋯⋯239　口乾、口腔潰爛、吞嚥困難⋯⋯239
　　　腹瀉⋯⋯240　便秘⋯⋯241　貧血⋯⋯241
　　　其他治療期間飲食注意事項⋯⋯242

6-5 假髮怎麼戴？⋯⋯243
　　　不要一口氣把自己理成光頭⋯⋯243
　　　什麼時候要開始買假髮、戴假髮？⋯⋯244
　　　戴假髮的方法⋯⋯245

6-6 日常生活的照護⋯⋯247
　　　預防患肢淋巴水腫的日常保護措施⋯⋯247
　　　化學治療期間的日常生活⋯⋯248

6-7 乳癌與伴侶的親密關係⋯⋯250
　　　治療期間⋯⋯250　治療痊癒⋯⋯251

6-8 罹患乳癌的心理調適與支持⋯⋯253
　　　乳癌的旅程⋯⋯253　從生命時序來談乳癌治療的安心提醒⋯⋯255

6-9 癌後人生⋯⋯257
　　　提升癌後的整體健康及生活品質⋯⋯257
　　　生活型態⋯⋯259　總結⋯⋯264

Part 7　飛躍重生——Revival⋯⋯265

特別收錄　乳房大哉問 Q&A
　　　女性最常見的「乳房」&「乳癌」的健康話題⋯⋯273

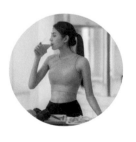

【推薦序 1】

一本值得展讀的乳癌衛教好書

陳建仁 中央研究院院士

張金堅教授是我在台大醫學校區的好同事，也是共同研究早發乳癌的好夥伴！張教授積極投入乳癌防治工作，四十年如一日，他以仁心仁術照護病患，是深獲好評的名醫與良醫！在臨床照顧上，他是備受病友信賴的好醫師；在衛教宣導上，他舉辦了無數次專題講座，也出版很多科普好書，是備受尊重的好學者。他在 1997 年成立「乳癌防治基金會」，集眾人之力來防治乳癌、嘉惠病人。

近年來分子醫學的飛躍進步，使得乳癌的預防、篩檢、診斷、治療及追蹤，都有重大的進展。在「精準醫療」成為健康照護主流的今日，以「病人為中心」的「個人化醫療」是最新而有效的疾病防治對策。有鑑於此，張教授力邀國內數位乳癌專家，合力編輯一部兼具「醫療專業」與「病人優先」特色的衛教專書。

這本好書從病人的角度，介紹乳癌的醫療新知，讓病友、家屬或一般讀者都能獲得淺顯易懂、正確實用的資訊；也讓病友在罹病前後、治療及追蹤期間所面臨到的疑惑，都能夠一一得到解答。特別對最近研發成功的新藥、新療法及新術式，作了很詳實的敘述。相信對病友、專業人士及一般大眾，都有極大的幫助，我非常樂意向大家推薦，這一本值得閱讀與參考的好書！

「知己知彼，戰無不勝」，超越乳癌有一套

王英偉 前國民健康署署長

　　張金堅董事長從事乳癌防治逾四十年，既是懸壺濟世、視病猶親的醫師，也是桃李滿門、育才無數的教授，更是乳癌病友與其家人身心支持的生命摯友。張教授於民國 86 年創立乳癌防治基金會，本著「關懷生命，疼惜女性，追求圓滿」精神，長期以來致力推廣乳癌防治工作，是國民健康署乳癌防治的優質合作夥伴，我經常在各種健康講座、研討會等活動現場，見到他與總監夫人充滿專業、熱情、活力的身影。

　　本書全方位提供讀者有關乳癌的資訊，是一本很重要的書籍，從介紹乳房、乳房相關疾病、檢查工具，到癌症治療、治療後身心支持等，帶領讀者「重新」認識乳癌防治的重要，也「從心」關懷自己或是親密的另一半、身邊女性親友的乳房健康！此外，如何在眾多的乳癌治療方式中找到最適合自己的治療方案，透過「醫病共享決策」、「就醫提問單」協助民眾向醫師表達自己在意的部分，由醫師提供相關醫學實證資料，經醫病雙方討論，依病人需求一起做出最適合需求的醫療決定。

　　因國人生活型態的改變，危險因子如肥胖、缺乏運動、不健康飲食、抽菸、飲酒等。乳癌是我國目前女性癌症發生的第一位，也是國家癌症防治計畫的重點；雖然乳癌的發生率有上升趨勢，但死亡率的上升幅度趨緩；鼓勵婦女朋友透過政府補助每兩年一次的乳房 X 光攝影檢查能早期發現陽性個案，再經由適當的後續追蹤與醫療專業處置，有助於提升乳癌存活率，早期（0-1 期）乳癌的五年存活率超過九成；此外，國內實證大規模篩檢能降低 41% 的乳癌死亡風險，並減少 30% 的晚期乳癌發生率。

　　乳癌防治需仰賴各界與政府部門的共同努力，感謝醫界、學界、民間團體等長年不遺餘力地支持，提供民眾從預防、篩檢到治療、癌後照護全方位的服務；乳癌並非不治之症，只要養成健康的生活型態、及早預防、及早篩檢、及早治療，就有助於遠離乳癌的威脅。

超越乳癌，飛躍重生

曾令民 臺北榮民總醫院副院長

　　第一次跟張金堅董事長近距離接觸是 2004 年一起參加歐洲乳癌國際研討會，幾天的相處覺得張董事長充滿了活力、幽默與機智，對後輩完全沒有距離，一轉眼 20 年過去了，這當中有更多的接觸共事，感覺依舊，更欽佩他的高瞻遠矚與執行力。

　　張教授一生奉獻於癌症治療與防治，於 1997 分別創立了「中華民國乳房醫學會」及「財團法人乳癌防治基金會」，前者目前改名為「台灣乳房醫學會」是全國治療乳癌最專業的醫生團體，後者則是國內乳癌防治著名的民間團體，兩者對台灣乳癌醫療及防治都具有莫大的貢獻，他是一個非常有創造力及行動力的人，忙碌之餘勤於文章寫作，數年前發行的《乳房診治照護全書》是坊間著名暢銷書，由於他的專業及在國內乳癌的重量級地位，因此發行的書及作者都是一時之選，內容架構更是豐富精彩。

　　本書《超越乳癌》除了有基礎的乳房解剖結構介紹、常見的乳房良性、惡性表現，更有全方位描述乳癌的診斷、最熱門的精準醫療，也針對如年輕乳癌，肥胖與乳癌的關係等特別議題做專題的討論，書中涵蓋讀者關心的術後追蹤及生活飲食必須注意的事項，內容深入淺出，編排獨特，文章中「重點摘要、溫馨提醒」讓人讀來印象深刻。

　　本書不只是一本給社會大眾隨手翻閱的衛教書，也可以當作醫護人員治療乳癌入門重要參考著作，本人非常榮幸獲邀寫序，將《超越乳癌》這本書推薦給所有關心乳癌防治的國人，相信這本書帶給讀者的不只是最新的知識，更是在面對乳癌威脅時最強而有力的參考指引，如同書名擁有它將能陪您一起《超越乳癌》。

【增訂版作者序】

走過半個世紀，見證乳癌防治

張金堅 乳癌防治基金會董事長

　　乳房，具有哺乳的功能，又是女性魅力所在，象徵著「母愛」與「美感」，千古歌頌，綿延不絕。但美麗的乳房，仍有病痛的時候；在台灣從民國 92 年起，乳癌一直高居女性癌症發生率第一位，民國 110 年已有 15,448 位新增病例，而且逐年增加，足見乳癌防治已是國人關注焦點。

　　本人行醫剛好半個世紀，在這些歲月裡，大部分投入乳癌診治工作，見證大家對乳癌觀念的改變，在二十世紀以前的年代，總是談癌色變，常常隱瞞病情，而且欠缺主動積極。及至今日，乳癌已是可治之症、第二期五年活存率高達 95.6%，診療過程強調以「病人」為中心，確診之後，醫療團隊要充分與病人及家屬溝通，並詳細討論病情，接著提出完整的治療計畫。此增訂版本加上近年來乳癌相關分子生物學的進步及很多新藥上市，諸如抗體藥物複合體、免疫治療藥物、小分子藥物及細胞週期抑制劑等藥物相繼問世，使治療更多元更有效，一切都以病人優先考量，提供前瞻而且主動式的照護（patient driven proactive care)，除了要使病人痊癒以外，更重視生活品質的提升。

　　當今，乳癌診治一定需要多科團隊之通力合作，本人很榮幸能夠邀請國內六位乳癌專家（郭文宏、黃其晟、葉顯堂、劉峻宇、鍾元強、戴浩志等醫師）就其專業，以比較淺顯方式，介紹乳癌從預防、診療乃至追蹤等各方面的知識，使民眾能獲得完整有用的資訊。在本書編輯期間他們都非常熱烈而且用心地討論各章節的內容，力求切題、實用，謹致上本人誠摯的謝忱。前中醫師全聯會理事長陳旺全醫師、簡文仁復健師、柳秀乖營養保健師，在相關章節裡提供協助，也一併致謝。

　　此外，我也要衷心感謝基金會總監蔡愛真藥師帶領李采霖護理師等工作同仁及張智宇醫師負責整合校稿、繪圖設計及細心編排，終能順利付梓出版。

　　最後希望本書能帶給大家正確觀念，並能知所預防保健且豐富人生。

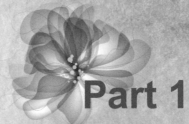

Part 1

溫故知新——認識乳房

- 1-1 乳房的構造與發育

- 1-2 乳房的功能與疾病

- 1-3 乳房的常見症狀

- 1-4 乳房的常見疾病

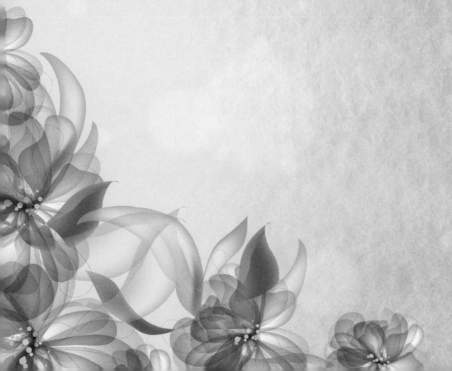

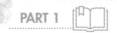

1-1 乳房的構造與發育

乳房的構造

　　乳房是女性的第二性徵，在古埃及，女性如果擁有豐滿的乳房，則象徵著良好的生育能力與母性。埃及豔后克麗歐佩特拉七世曾經表示，她擁有豐滿的乳房，是母儀天下的標誌。

　　乳房指的是由乳頭、乳暈、乳小泡及脂肪組織所構成的半球狀體，其基本構造是由 12 ～ 20 個乳葉所組成，內部除由緻密的結締組織和乳管表皮細胞所形成的乳腺外，還有支撐乳房的脂肪組織和由纖維組織所組成的懸韌帶、神經、血管、淋巴組織等。其中乳管會聚集在輸乳竇並連接到乳管，開口在乳頭上；在哺乳時，乳汁會暫時積聚於此，等到小嬰兒吸奶時，輸乳竇旁邊的平滑肌才會將乳汁擠出。這就是為什麼母親在哺乳時是一滴滴流出的原因所在。

乳房的發育

　　一般女孩子乳房的發育，以 10 ～ 18 歲為高峰期，18 歲之後成長較為緩慢，到了懷孕後會再度發育。女性乳房發育與乳房荷爾蒙接受器敏感度的高低有關。其中最重要的是雌激素、黃體素、催乳素三種。

雌激素可使脂肪堆積在乳房，促進乳房的基質組織以及乳腺導管系統發育，但對於製造乳汁的乳腺、乳小葉和乳小泡並無太大影響。黃體素是促進乳腺、乳小葉及末端乳管發展成為乳小腺。不過只有黃體素不會使乳房分泌乳汁。催乳素（**在懷孕期間**）與黃體素一起促進乳腺增生。分娩後，催乳素的分泌大量增加，乳腺開始泌乳。

由於現代人的飲食及營養較豐富的緣故，小女生在小學四年級就開始發育乳房了，有些媽媽會擔心女兒是不是乳房長了什麼硬塊而跑來求診，其實不用太擔心，這只是發育比較早而已。而且乳房的發育並不是兩邊同時開始的，在初期會一邊先長另一邊後長，這些都是很正常的現象。

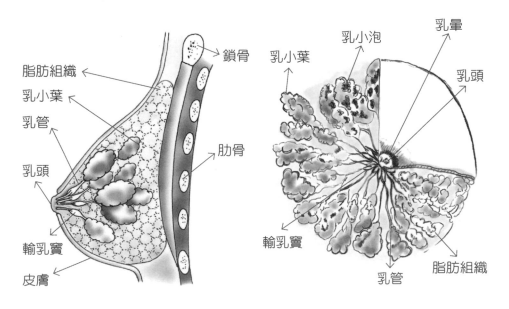

▲ 乳房構造側面圖　　　　▲ 乳房構造正面圖

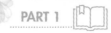

1-2 乳房的功能與疾病

哺乳

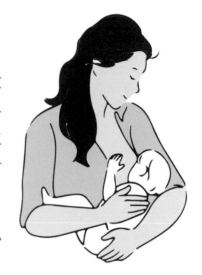

哺乳是女性乳房最重要的功能。女性在分娩後，受到大量激素的作用和嬰兒的吸吮刺激，乳房開始規律地產生並排出乳汁，作為母乳餵養。哺乳無論對母親還是嬰兒，都有許多好處。

在古老的社會裡，母乳是初生嬰兒唯一的飲食來源，在物質缺乏的年代，天然的母乳對母親及嬰兒來說何其珍貴，孩子要健健康康的成長，就要能享有親生母親的母乳及創造母嬰互動的機會，讓寶寶有個美好的開始，不要輸在起跑點上。

哺育母乳有什麼好處呢？最大的好處就是喝母乳的寶寶相較於餵配方奶的寶寶，其免疫系統更為完善。研究也發現哺育母乳可拯救每年超過百萬個因腹瀉、肺炎而死亡的嬰兒；同時對媽媽而言，可提供嬰兒高品質照顧、使女性有成就感和自信，增強母親和嬰兒之間的關係。

乳房的疾病

乳房的疾病以「乳癌」最讓人聞之色變。乳癌是女性最常見的癌症，已超過子宮頸癌，是排名第一的女性癌症。

乳癌是從乳管內腔的表皮細胞所生成的惡性細胞，假若癌細胞是侷限在乳管裡面，我們稱之為「乳管原位癌」，屬於第零期癌症，若是已經穿出乳管外面則屬於「侵襲性癌症」。

美國女性一生中罹患乳癌的機率是 7 分之 1，死於乳癌的機率是 33 分之 1。最近乳癌死亡率的降低，歸因於早期發現以及醫療進步的結果。

乳癌是比較容易早期發現的癌症之一，一定要定期接受專科醫師檢查，同時要做乳房 X 光攝影的篩檢，（45 歲～ 69 歲每兩年一次有乳癌家族史則提早至 40 歲），有時輔以乳房超音波或其他相關檢查。

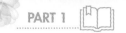

1-3 乳房的常見症狀

乳房構造細緻，容易受荷爾蒙或其他器官影響而出現不適，但有許多女性朋友在乳房出現一點狀況時，常以為自己得了乳癌。其實除了乳癌，乳房還有許多良性疾病與症狀會發生：

乳房疼痛

指的是月經來前一週左右，雙側或單側乳房覺得脹痛，有時疼痛甚至會延伸至腋窩或上臂。

乳房疼痛與否，絕非診斷乳癌的根據，<u>絕大多數乳房疼痛其實與乳癌沒有關係，因為乳房門診中，近六成的乳房疼痛大多與生理週期荷爾蒙分泌不平衡有關</u>；不過，如果有纖維囊腫時，乳管因肥厚引起阻塞，經過雌激素的刺激加乘，疼痛感更加劇烈，甚至形成類似腫塊的現象。若月經結束後一星期，乳房仍感覺很痛，建議尋求專業醫師的協助。

❀ 乳房疼痛的種類有哪些？

● **週期性乳房疼痛**：通常在月經來之前 3 ～ 5 天內開始疼痛，覺得單側或雙側乳房脹痛，或是腋窩甚至上臂也有痛覺。此疼痛是因為月經週期中，卵巢分泌雌激素影響乳房所致，這類型疼痛，通常伴有乳房結節腫脹，一直到月經來潮後，女性荷爾蒙消退，乳房組織恢復正常，疼痛自然褪去，並不需服用止痛藥物。

● **非週期性乳房疼痛**：非週期性乳房疼痛好發於中年女性。疼痛的原因包括穿不合適的胸罩、性行為不當、良性腫瘤、服用雌激素、乳腺炎（合併紅腫熱痛）。

● **非生理引起的乳房疼痛**：除了上述兩種週期與非週期的乳房疼痛之外，有時感覺乳房疼痛，可能是單邊乳房的肋軟骨發炎或是肌肉神經痛等；建議有疑慮時都應立即請教醫師做詳細檢查。

～關心與叮嚀

乳房疼痛雖然不是乳癌常見的症狀，但並不表示只要乳房疼痛就一定不是乳癌，切記疼痛與否絕對不是診斷乳癌的依據，例如乳癌引起的疼痛往往是單側乳房產生固定點的疼痛，並持續性存在。

❋ 乳房疼痛要如何治療？

乳房疼痛的處置首重病史及理學檢查，排除乳癌的可能性後，有八成以上的患者不需治療，約 15% 女性乳房疼痛需要治療，而治療對象是因疼痛程度嚴重到影響日常作息者。一般常用之止痛藥是非類固醇止痛劑（NSAID），但須要在醫師處方及嚴格監控和指導下使用。

什麼是乳房脹痛？

乳房脹痛最容易讓人聯想到乳癌，事實上，大多數乳癌患者是不會痛的，會疼痛的乳房腫塊只有 10%～20% 的機率是惡性。

乳房脹痛一般多發生在 30～50 歲的女性，約有 6～8 成的人會感覺乳房脹痛，有時甚至會痛到不能碰觸，連穿內衣都有困難。乳房脹痛其實與荷爾蒙分泌失衡有關，有些女性因婦科疾病必須長期服用荷爾蒙製劑如避孕藥，或更年期女性採用荷爾蒙補充療法，都很容易引起乳房脹痛。

關心與叮嚀

年輕女性乳房脹痛，部分原因是胸罩選擇不當，建議女性朋友在生理期快要來的前幾天，換穿稍微寬鬆的胸罩，尤其是體態稍微豐滿的女性更要注意，別讓自己的乳房硬塞進太緊太硬的胸罩內，既不舒服又不健康；此外，運動時建議換穿布料材質舒服又具彈性的背心式內衣。

什麼是乳房硬塊？

許多女性在無意中觸摸到乳房硬塊時，心裡難免會感到驚慌。事實上乳房有脹痛或硬塊，不一定代表罹患乳癌，這中間還是有相當大的距離。

一般而言，乳房硬塊 90% 屬於良性的纖維囊性疾病和纖維腺瘤，只有 10% 屬惡性；其中惡性腫瘤比較硬，硬塊與月經週期相關則有可能為良性，而停經婦女胸部發現新的硬塊，則務必要特別注意。

當發現乳房硬塊時，先保持冷靜，分辨其大小、特徵、是否會痛？是否以前就有此狀況？如果是最近才出現的硬塊，而且不會隨著月經週期結束而消失，就要儘速掛乳房外科門診，做詳細的檢查。

✿ 乳房硬塊的種類有哪些？

在不同年齡層所發現的腫塊常代表著不同的意涵：

青少女：	30 歲之前：	30 ～ 50 歲：	停經之後：
罹患乳房硬塊被診斷為纖維腺瘤約占 90%。	硬塊多為良性纖維腺瘤或纖維囊腫。	纖維囊腫或乳癌都有可能。	出現的硬塊則以乳癌的比例較高。

當然，這樣的分類不是絕對的，總有例外。以上僅為原則性之分類，任何年齡層都有可能發生乳癌，越年長則機會越高，仍要以病理報告之確切診斷為準。

✿ 乳房有可疑硬塊，應做哪些檢查？

● **乳房 X 光攝影檢查**：乳房 X 光攝影係由放射線影像是否有鈣化、腫塊等來判定，一般而言其準確率可高達 70% ～ 90%。而且現在乳房攝影裝置越來越新穎，輻射量也越來越少。同時現有數位化 X 光攝影，有利於資料的收存，不占空間而且減少環境污染。

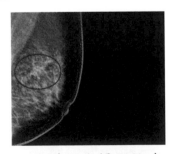

▲ 乳房 X 光攝影檢查

● **乳房超音波檢查**：由於年輕女性乳房組織較緻密，脂肪組織較少，所以有時用超音波檢查反而較清晰。

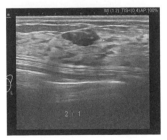

▲ 乳房超音波檢查

❊ 乳房硬塊需不需要治療？

● **如果腫塊很小，各項檢查較偏向良性**：則考慮定期追蹤，追蹤期間由 3 個月至 1 年不等。

● **如果腫塊很小，但已高度懷疑惡性**：則要考慮作粗針切片病理檢查。

● **如果腫塊較大且持續變大，雖偏良性**：仍考慮定期追蹤，但追蹤期間要縮短，如原每年 1 次，現可改為每半年或 3 個月一次。

● **如果腫塊較大雖屬良性**：若有礙於美觀或左右不對稱者，甚至有壓痛或其它不適現象，則可考慮切除。

● **若有些較大之單純性乳房囊腫**：可以觀察或用針吸法抽取囊腫內的液體，必要時可進行細胞學檢查。

● **如果是懷疑惡性或形狀有異樣的囊腫**：則考慮細胞學檢查或粗針切片病理檢查（**現在偏向用粗針切片病理檢查**）。

● **如果除了腫塊之外，尚合併皮膚溼疹、下陷、橘皮變化、乳頭凹陷、出血或有任何惡性表徵**：除了接受乳房超音波或乳房 X 光攝影檢查外，一定要考慮進行細針穿刺之細胞學檢查（**目前較少用**）或粗針切片病理檢查。

▲關心與叮嚀

一旦發現乳房有硬塊或腫痛時，千萬不要慌張，也不要自作主張，<u>應立即就診乳房外科</u>，乳房專科醫師會根據年齡及詳細詢問病史、月經史，然後進行理學檢查，必要時安排乳房超音波或乳房X光攝影檢查，或進一步切片檢查。

什麼是乳頭分泌物？

乳頭分泌物可區分為乳汁性分泌物和異常分泌物。通常哺乳期乳頭出現乳汁樣的分泌物是正常的；但如果不是哺乳期間的分泌物，就必須留意。其實不管良性乳房疾病或者乳癌，都可能產生乳頭有異常分泌現象，所幸乳頭有異常分泌物時，大多起因於良性乳房疾病，約只有 5％～ 21％是因乳癌所導致。因此，若發現乳頭有分泌物時，不必過度緊張憂心，而應趕快就醫以確認病因。

❈ 乳頭分泌物的種類有哪些？

- 像水或乳汁一樣，呈現透明狀，多半因泌乳激素較多所致。

- 像漿液性一樣，呈黃色，多與纖維囊腫或乳管擴張有關。

- 出現血樣性或褐色分泌物，即俗稱的「乳頭出血」，注意是否因良性管內乳突瘤或惡性腫瘤造成。。

❈ 外科手術如何治療乳頭異常分泌？

施行外科手術的目的，是要確認引起乳頭異樣分泌物的原因，同時使惱人的乳頭分泌物停止。若是良性乳突瘤所導致分泌問題，只要將腫瘤切除即會停止；若為原位癌或侵犯性乳癌，亦可經由手術而得到確定的診斷，進而達到早期治療的目的。由於傷口位於乳暈周圍，因而術後傷口並不會太明顯。

◟關心與叮嚀

即使乳頭分泌物很清澈，也不代表完全正常，只要不是哺乳期間的乳頭分泌物，不論顏色深淺、有無出血，建議都要諮詢醫師並做詳細檢查。

什麼是乳頭紅腫？

乳頭紅腫、熱痛通常是因細菌感染發炎，常發生在 30 歲左右的女性，尤其是哺乳時，乳頭較易摩擦破皮，而被細菌感染。通常不一定會發熱，且服用少許抗生素即可消退。乳頭紅腫雖然不是嚴重的乳房症狀，但若置之不理，傷口發炎久了，會造成膿瘍，一旦形成膿瘍較麻煩，需要請乳房外科醫師處理。

✽ 乳頭紅腫的症狀有哪些？

乳頭如果持續紅腫、熱痛，並伴隨有硬塊，而且乳頭或乳房凹陷，應立即尋求醫師檢查，排除「炎性乳癌」的可能。因為當癌細胞充滿於乳房皮下的淋巴管內，導致局部淋巴循環系統阻塞，有時將使乳房外觀像細菌發炎一樣，變得紅腫熱痛。

➰關心與叮嚀

提醒女性朋友乳頭紅腫，別以為自行擦藥就會沒事，還是應找乳房外科醫師做徹底檢查。

什麼是乳房溼疹？

乳房溼疹在乳房外科門診頗為常見，患者通常有乳房紅癢、脫皮或乳頭附近起小水泡的症狀，造成生活上的困擾與不便。遇到這種狀況，只要避免接觸到過敏原，並使用類固醇軟膏在乳房局部塗抹，大約兩週內即可痊癒。

✿ 乳房溼疹有哪些症狀呢？

通常只有一邊乳房被感染，乳頭有持續的紅腫、不明分泌物，以及導致搔癢和灼熱感的硬皮剝落。但有些患者一開始的時候，除了一邊乳房有硬皮剝落外，並沒有其他症狀。如果自我注意到乳頭上有無法癒合的傷口，並且乳頭中央有白色濃稠分泌物，就應立即找專科醫師做詳細檢查。因為正常皮膚炎的症狀為紅腫、硬皮剝落以及不明分泌物，所以醫師只有在症狀僅產生於單一乳房時，才會懷疑癌症的可能性。

什麼是乳頭凹陷？

乳頭凹陷是女性乳房常見症狀。乳頭凹陷並不只是美觀上的問題，同時也有清潔上的困擾；對於想要哺乳的婦女，凹陷的乳頭還會讓小寶貝吸奶比較辛苦，嚴重的話甚至無法提供哺乳。

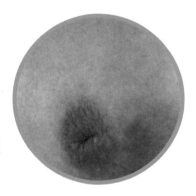

此外，乳房發育與乳頭發育並無直接關連，亦即有些人乳房發育小，但乳頭卻大；而有些人乳房大，乳頭卻小；兩者不能混為一談。

✿ 乳頭凹陷的種類有哪些？

● **輕微型**：是乳頭稍微陷入乳暈中間，看起來像一個小肚臍一樣。我們稱之為「臍狀」乳頭凹陷，通常可以用手把這種「臍狀」的乳頭擠壓出來，但是並不能維持很久，很快就會再陷回去。

● **嚴重型**：是乳頭深深地陷入乳暈之中，無法用手擠出來，一定要靠手術治療，才有可能讓乳頭冒出來。

❀ 乳頭凹陷的原因有哪些？

先天性凹陷

在青春期乳房發育時，乳管發育不良未達足夠長度導致乳頭凹陷，此多與遺傳有關。臨床觀察母親及其同輩親屬、外祖母等，有乳頭凹陷史者，下一代有乳頭凹陷症狀的可能性相對偏高。

後天性凹陷

多為乳管或乳頭下的組織受到外傷、發炎或乳癌侵犯所引起。特別是當乳房遭受撞擊，內部結構破壞造成出血及乳管斷裂，在恢復後形成結痂，這種結痂組織會收縮而導致乳頭或乳房凹陷。

因造成凹陷的機轉與乳癌類似，建議必須由乳房外科醫師做鑑別診斷，以免延誤乳癌診斷與治療時機；如確定是單純因外傷所引起，經一段時間後就會痊癒。

❀ 乳頭凹陷要如何治療？

乳頭凹陷的治療方法有許多種：「未成年人」者，可長期用真空吸引或將乳頭向外捏拉方式，慢慢的引導乳頭發育長出。

「成年患者」則是將過短的乳腺及乳頭頸部結締組織切斷，使凹陷乳頭能拉出，再用手術的內縫法將乳頭基底部縫圈住，以防拉出的乳頭慢慢再縮回陷入；這種手術因要切斷乳腺，所以將來哺乳會有困難。

⤾關心與叮嚀

乳房或乳頭凹陷，有可能是乳癌徵兆，但如果從發育期以來就凹陷，則不必太擔心；因為乳房或乳頭凹陷的機轉跟乳癌很類似，所以只要過去沒有，最近新發現乳房或乳頭出現凹陷，就要趕緊找乳房外科醫師做檢查。

什麼是乳房鈣化？

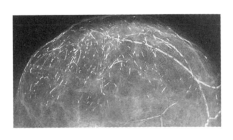

乳房鈣化主要因為乳房組織內的鈣化物以鈣鹽形式存在，而在接受乳房X光攝影時影像呈現而被發現。鈣化現象發生於細胞死亡、發炎組織、疤痕組織或是癌組織中，鈣化本身是一種現象結果，並非指一特定疾病。

乳房鈣化可存在於乳房皮膚、乳管、乳小葉、脂肪、血管等組織中。有些良性情形也會有鈣化產生，如纖維腺瘤產生鈣化、血管鈣化、受傷後乳腺脂肪細胞壞死而產生鈣化影像。需格外注意的是異常鈣化影像是乳癌可能的表徵之一，導因於乳癌細胞或其分泌物壞死後所造成。因此雖然乳房鈣化大多屬於良性乳房疾病，但也有部分是因乳癌而呈現出的影像。

乳房鈣化的原因區分為以下七項：

1.**皮膚鈣化**：因慢性皮膚發炎或溼疹，經年累月所產生，或塗用過敏乳霜，也可能產生鈣化。

2.**血管鈣化**：乳房血管管壁長期鈣鹽沉積所產生，一般多見於中年以上女性，或有糖尿病病史的女性。

3.**乳房良性纖維腺瘤鈣化**：在良性纖維腺瘤中的腺體，有鈣鹽聚積，往往界線鮮明、鈣化密度高，呈現影像強烈而且粗大之白點，有時像爆米花般。

4.**乳管擴張的分泌物鈣化**：由於乳管擴張後，乳管內沉積的分泌物造成鈣鹽沉澱，發生於乳房中較大乳管，故易於雙側乳頭下發現鈣化現象。

5.**脂肪壞死造成鈣化**：乳房受傷後，引發脂肪壞死，造成鈣化現象。

6.**沉積於囊腫太久造成鈣化**：乳房裡乳汁或囊液沉積於囊腫太久，造成鈣化，如剩餘茶水沉積於杯底。

7.**惡性鈣化**：源於乳癌細胞的分泌物，或乳癌細胞壞死後造成的鈣化。學者研究認為癌組織生長時，病灶中心處會因缺氧情況而導致壞死、鈣化，故其鈣化集中於一處，依鈣化時間的先後導致大小不一，形狀各異的鈣化。

✷ 如何分辨良性或惡性乳房鈣化？

分辨良性或惡性乳房鈣化，可從乳房X光攝影片中鈣化的形狀、分佈情形及是否合併鈣化周圍乳腺組織密度變化等多項因素加以分析。

一般「良性乳房鈣化」，形狀多為圓形、爆米花狀、茶杯形，分佈上也比較均勻或對稱；「惡性乳房鈣化」則常具有不規則的外型，如呈現分岔形狀、線形等，在分佈上常呈現成簇聚集或延著乳管形成線狀分佈，有時可能合併出現鈣化附近的乳腺產生密度變化。

✿ 如何揪出難纏的乳房惡性鈣化？

乳房惡性鈣化，有其影像特殊表現，影像醫學專科醫師應可在篩檢或診斷用的乳房X光攝影片中做正確判讀。當然有介於良性與惡性的灰色地帶，如果醫師對片子有高度懷疑惡性鈣化時，則應馬上做切片檢查（細針定位或粗針切片），甚至需做進一步治療；如果處於灰色地帶，則應考慮做放大影像（Magnification view）或局部攝影（Spot view），以利更進一步明確分析。

一般而言，此種加做放大或局部檢查的情形，其中約有 1/4 病人需考慮做切片檢查，至於整體惡性鈣化的影像表現約占乳房X光攝影惡性變化的 40 ～ 50％；而第零期乳管原位癌大都以惡性鈣化表現（約佔 75％），另外 10％以惡性鈣化與腫塊合併表現，由此可見乳房X光攝影在篩檢與診斷的重要性。

目前政府大力宣導45 ～ 69 歲女性，每二年應做一次免費篩檢，可幫助乳癌早期診斷，當然還有一些偽陽性及偽陰性情形發生，則有賴其他檢查如乳房超音波、磁振造影檢查來幫忙。

✿ 鈣化的治療方式有哪些？

關於乳房鈣化，目前普遍使用的治療方式是在乳房X光攝影導引下，先以細針定出鈣化的位置再全身麻醉，醫師沿線將病變部位開刀取出。這等於是一次手術，切口大小約在 2.5 ～ 7.5 公分，切除範圍較完整，傷口也較大，亦可利用乳房X光機導引下作粗針切片檢查——麥瑪通（微創）手術（Mammotome）。

切片取出化驗後，若為「良性」，僅需定期追蹤即可；若為惡性，需要再次動手術，將惡性腫瘤清除乾淨。

關心與叮嚀

乳房鈣化雖大多為良性，但也有可能是乳癌的一種表現。乳房鈣化並不可怕，真正令人擔心的是不去正視這個問題，一味逃避而延誤病情，危及生命。

什麼是副乳？

顧名思義就是多出來的乳房。有些人會在腋下或胸部、腹部長出副乳，有些是單側，有些則是雙側。女性之所以會有副乳，有的是先天的乳房組織異位，有的則是後天因為內衣穿著不當所造成。

進一步來解釋，副乳是正常的乳腺組織長到異常（兩個乳房以外）的地方，一般在腋窩最常見，特別是產後的女性最容易產生。副乳並不是畸形乳房或乳房病變，而是與退化不完全有關，很多哺乳類動物，像是貓、狗、豬、牛等，都是擁有多對乳房，而人類隨著演化進步，乳房自然退化，因而只留下一對乳房保有正常的生理功能。

副乳的常見形狀有三種

1 有乳腺組織、沒有乳頭，亦即在乳房近腋窩處凸起。	**2** 有乳頭也有乳腺組織，很像多了一個乳房。	**3** 有乳頭卻沒有乳腺組織，小小乳頭像顆痣，有些人直到哺乳時溢出乳汁，才赫然發現那是副乳。

✿ 副乳變大的原因有哪些？

副乳變大有很多的原因：

● 一是女性懷孕時，因為副乳有乳腺，跟正常乳房一樣會脹奶，會稍微脹大。

● 二是副乳會隨月經週期變化時大時小，有時甚至會疼痛。

● 另外一個原因是，隨著年紀增長，乳房的脂肪組織佔的比例變高，體積隨之變大；也可能因為中年過後，女性皮膚逐漸鬆弛，特別是長在腋下的副乳更明顯凸出下垂。

✿ 副乳需要接受治療嗎？

副乳在女性間很常見，也很正常，除非副乳大到影響外觀或造成行動不便，否則不需特別切除。畢竟，副乳也是身體正常的一部分。

但腋窩硬塊除了副乳以外，也有粉瘤或淋巴結的可能，因此仍應就醫尋求診斷，若確定只是單純副乳，則無大礙。

◟關心與叮嚀

副乳雖然與乳癌沒有太大關聯，不過提醒女性朋友在做自我乳房檢查或接受乳房超音波、乳房X光攝影檢查時，副乳也要一起檢查。

1-4 乳房的常見疾病

有許多女性朋友在乳房出現異狀時，常常會以為自己得了乳癌。其實大部分的乳房疾病都是良性的，不必過分憂慮，不過，最好還是請專業醫師診斷，確定疾病是良性還是惡性。

什麼是乳房葉狀瘤？

乳房葉狀瘤是一種罕見的乳房腫瘤，在西方國家，只佔原發性乳房腫瘤的 0.35％ ～ 1％，且大多發生在中年女性身上，平均年齡約在 40 ～ 50 歲左右。

乳房葉狀瘤是一種雙相的乳房腫瘤，雙相是指它同時具有表皮的成分及間質的成分；因為間質細胞過度增生，密度增加，推擠表皮成分，而形成葉片狀的構造，基本結構類似常見的乳房纖維腺瘤，然而細胞密度較高。

乳房葉狀瘤多發生在單側乳房，大小從 2 ～ 3 公分到 10 公分以上不等，通常患者可以摸得到界線明顯的腫瘤，但通常不會感覺乳房疼痛；若透過影像檢查，可以看見腫瘤呈圓形，且界線明顯，腫瘤內有時還可見裂隙和鈣化。

關心與叮嚀

定期乳房自我檢查，發現異常立刻就醫，請專科醫師協助判斷，為妳的健康把關。

✼ 乳房葉狀瘤的種類有哪些？

乳房葉狀瘤從良性到惡性都有，一般可分為三大類，即可能「良性」，可能「惡性」，或是介於兩者中間的「邊緣性」。

大部分的乳房葉狀瘤是良性的，不過良性或惡性腫瘤都有可能局部復發，只有少部分惡性腫瘤會有遠端轉移。

乳房葉狀瘤的分類必須仰賴「病理檢查」。病理檢查是由病理醫師將切除的腫瘤，在顯微鏡下，觀察腫瘤的特性，依據診斷標準，將乳房葉狀瘤區分為良性、惡性或邊緣性。也就是說，手術前很難診斷乳房葉狀瘤的惡性度，必須靠手術後的病理檢查。所以手術一方面是為了治療，同時也是為了確定診斷。

✼ 乳房葉狀瘤要如何治療？

根據目前大部分研究，「化學治療」尚未證實對乳房葉狀瘤具有療效，「放射線治療」也未確定療效，因此，乳房葉狀瘤最主要的治療方式為「手術切除」。

醫師在切除時，腫瘤邊緣都盡可能保留足夠的安全邊界；由於乳房葉狀瘤很少有淋巴結轉移，在一般情形下並不需要做腋下淋巴結清除。

根據世界衛生組織的統計資料，乳房葉狀瘤「良性的局部復發率」為 17%，「幾乎不會轉移」；「邊緣性的局部復發率」為 25%，「轉移」機率為 4%；「惡性的局部復發率」為 27%，「轉移」機率為 22%。

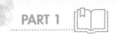

復發的乳房葉狀瘤仍以手術切除為主，並可考慮搭配放射線治療。一般惡性乳房葉狀瘤的 5 年存活率約為 65％。

關心與叮嚀

乳房葉狀瘤雖然大部分為良性，若不儘早處理，可能會持續變大並增加惡性的機率；且小的乳房葉狀瘤一般只需局部切除，不像乳癌需接受較大的手術、淋巴結清除、化療及放療，但屬惡性則有時要切除整個乳房。

什麼是乳腺炎？

乳腺炎是乳腺周圍組織發生蜂窩性組織炎，一般多常見於產後授乳期，因哺乳時乳腺堵塞，引發細菌感染，非哺乳期的乳腺炎則極為少見，大部分是因乳頭皮膚外傷所引發，症狀通常都很輕微。乳腺炎可分為急性和慢性，通常以急性乳腺炎較為常見。

對於乳腺炎的患者，醫師通常建議不需因單側的乳腺炎，而中止哺乳，健側的乳房仍可繼續餵母奶，而患側則應以人工排乳方式，讓乳汁順暢且避免囤積；至於雙側性的乳腺炎，則應先暫時停止哺乳，待症狀舒緩後再恢復餵食母乳。

✿ 乳腺炎的症狀有哪些？

乳腺炎一般發生在生產完後 2～3 週；常見的症狀為局部紅、腫、熱、痛、結節、腋下淋巴腫大，以及全身發燒、畏寒、肌肉酸痛。

如果乳汁沒有被吸出，就可能造成乳房組織發炎，稱為非感染性乳腺炎；有時乳房被細菌感染，則稱為感染性乳腺炎，此時除了

局部有非常疼痛的硬塊、皮膚發紅外，還會有發燒、發冷、覺得疲憊無力等症狀。

❉ 乳腺炎要如何治療？

● 單純性的乳房組織發炎，以退燒、止痛及消炎藥物為主，最好能配戴較舒適的胸罩，以避免局部充血，減少乳房疼痛感。

● 服用抗生素至少需要 7 ～ 10 天的療程，較嚴重者甚至需要住院使用靜脈注射之抗生素。

● 在患部做局部熱敷，並繼續加強乳房護理，避免脹痛。

● 如果治療 48 小時症狀仍無減輕，可能要懷疑有膿瘍形成，需施行切開引流術。

❉ 乳腺炎要如何預防？

大部分產後乳腺炎是可以避免的，以下有 3 項要點須謹記：

1.做好乳房的衛生及消毒。

2.正確的哺乳方式才可減少乳頭受傷的機會。

3.要常常哺餵嬰兒或適當的排乳習慣，以免母乳囤積。

❧關心與叮嚀

引起乳腺發炎的原因很多，使用的治療方式也不同，通常當乳房的奶水被吸出來後，乳管阻塞或乳腺炎會在一天內改善，如果症狀變得非常嚴重，或是症狀在奶水被吸出來後 24 小時內仍未改善時，需要請醫師看診，加上抗生素的使用；若持續使用抗生素等藥物都沒有療效時，則需注意是否有膿瘍或發炎性癌症存在的可能。

什麼是乳腺增生？

　　主要導因於乳暈下乳管，由於乳管內表皮增生所導致，乳頭分泌物可能導因於「乳管內乳突瘤」，是女性最常見的乳房疾病。近年來乳腺增生發生率呈逐年上升的趨勢，年齡也越來越低齡化，調查顯示約 70％～ 80％的女性都有不同程度的乳腺增生，多見於 25 ～ 45 歲的女性，且特別常見於 40 歲左右的女性。

❀ 乳腺增生的症狀有哪些？

　　乳腺增生的主要症狀是乳頭有黃色、淡紅色或是透明的水樣液體排出，睡衣和內衣上都很容易看見污痕，但此時不會有疼痛感，也摸不到腫塊。

　　多數乳腺增生患者無不適，僅有間歇性、自主性乳頭液體排出，液體為血性或漿液性，但較大的腫瘤若阻塞乳管時，會產生疼痛的腫塊，一旦積血排出，腫塊也隨之變小，疼痛跟著緩解、消失，且這種現象會反覆出現；另少數患者在乳頭附近會發現腫塊。

❀ 乳腺增生的原因有哪些？

　　雖然乳腺增生的病因尚未確定，但較多的學者認為與雌激素過度刺激造成侷限性乳突狀生長有關。可分為「單發性」和「多發性」（乳管內乳突瘤）。

⤵ 關心與叮嚀

　　乳管內乳突瘤，是女性常見的乳房疾病，這類腫瘤有時與乳癌很難區分，因此一定要切片檢查或開刀切除，之後一定要記得定期檢查乳房。

什麼是乳管擴張？

乳管擴張（Duct ectasia）就是「乳房發炎」，又稱為「粉刺性乳房炎」，多發現於 40 歲左右的女性；一般發生在乳房兩側，且會波及數條乳管。

❋ 乳管擴張的症狀有哪些？

乳管擴張通常痛處位於乳暈附近或乳房內上方，有壓痛感，會感到灼熱、癢或乳暈隱隱作痛的感覺，遇冷會加劇；乳頭排出顏色多變且屬於較濃稠的液體；醫師觸診時患者會感到疼痛加劇，腫塊出現，從外表看來就好像乳癌，故需做鑑別診斷。

➥關心與叮嚀

當發現乳暈附近或乳房內上方，有壓痛感、會感到灼熱、癢或乳暈隱隱作痛的感覺時，應立即就醫，不可自行擦藥而忽略它，需由乳房專科醫師做專業的診治。

什麼是乳房纖維腺瘤？

纖維腺瘤是乳房常見的良性腫瘤，較常發生在 20 ～ 25 歲的年輕女性身上。纖維腺瘤初期都較小，但生長頗快，當長到 3 公分大時生長會變得緩慢或停止生長。其形狀呈圓形或卵圓形，邊界清晰，且較為隆突，扁平者較少。 患者一般多在無意中發現，腫瘤大小從豆子大到金桔大小不等，有時不只出現一個，觸摸時有圓形、平滑、堅實的特性，類似大理石的質感，但表面不甚光滑，細觸有小結節狀，有些則呈明顯分葉狀，多無壓痛感，並可自由推動。因其細胞並不是惡性的，所以不會轉變為惡性腫瘤。

❀ 纖維腺瘤的原因有哪些？

一般認為與雌激素作用活躍有密切關係，妊娠期增長特別快。

❀ 纖維腺瘤的症狀有哪些？

纖維腺瘤可單側或雙側發生，可單一或多個（同時或不同時）；通常患者乳房有察覺到硬塊，並會逐漸增大，使得乳房感覺脹痛，月經來前疼痛更加劇，經期後疼痛會稍減，除出現腫塊外，患者通常無明顯症狀，有的並不覺疼痛。

❀ 纖維腺瘤要如何治療？

纖維腺瘤並不會演變成惡性腫瘤，如果沒有誤診的話，手術並不是一個好的選擇，因為手術雖切除了局部的腫瘤，體內的內分泌失調並未得以糾正，故易復發；其次是在乳房上留下疤痕，易造成女性心理負擔，但如果纖維腺瘤快速長大，影響外觀，疼痛或有乳癌懷疑，仍可考慮切除。

🖎 關心與叮嚀

總結來說，纖維腺瘤並不會演變成惡性腫瘤，一般無須做任何處理，只需要定期至門診看診即可，不需過於擔憂，除非太大，兩側不對稱或造成不適，才考慮切除。

什麼是乳房纖維囊腫？

乳房纖維囊腫或稱「乳房纖維囊性病變」，是一種良性的乳房病變，多見於 30 歲左右的女性。

❈ 乳房纖維囊腫的症狀有哪些？

乳房纖維囊腫最大的特徵是乳房疼痛，並且乳房觸診時有大小不一的結節。通常在月經來前症狀最厲害，且腫塊會變大，常是兩側性且多發、併有悶痛及脹疼壓痛感；胸部摸起來的感覺好像是一個充滿液體的汽球，有壓痛。

乳房纖維囊腫並不會增加得到乳癌的機會，除非乳房切片有異樣增生。如用針頭抽取，可得一混濁未含血、黃綠或棕色液體；如果囊腫位於乳房深處，則可能觸摸到像癌病的腫塊，因此除了要定期追蹤檢查之外，若懷疑有惡性可能時，仍須作切片檢查為宜。

❈ 乳房纖維囊腫的原因有哪些？

纖維囊腫的發生是由於乳腺囊泡增生而產生，可能與荷爾蒙失調有關；一般好發於所有的乳腺部位，特別在外上方離乳頭稍遠處，大都是多個很小很小的囊腫聚在一起，病人會感覺兩邊乳房疼痛，並摸得到硬塊且界線不明顯，同時在月經週期前，腫塊會加大而且越發疼痛，觸壓有痛感，且腫塊會隨月經週期忽大忽小，為其一大特色。

纖維囊腫並不是真的病理變化，而是由於女性受到動情激素或黃體素的影響，所產生的荷爾蒙不協調，因此它算是乳房的一種女性荷爾蒙作用的結果。但由於乳房纖維囊腫中年也可能發生，有時擔心乳房纖維囊腫內可能併存乳癌，所以醫師必須加倍細心檢查，以免忽略了藏在乳房纖維囊腫後面的癌細胞。

✿ 乳房纖維囊腫要如何治療？

醫師通常會建議患者要定期追蹤，每半年利用乳房超音波詳細檢查，而不需要馬上用藥或開刀。其實乳房纖維囊腫的治療，因每一個人情況不同而有很大的差異，沒症狀或症狀輕微者，不一定需要治療；症狀明顯的患者，則可以建議以下三種方法：

1 少喝茶、可樂等，少吃油膩食物。

2 補充足夠的維生素 B 群和維生素 E。

3 非常嚴重才須考慮手術。

⌒ 關心與叮嚀

乳房纖維囊腫患者，如果家族中有人是乳癌患者，或是腫塊忽然變大，為了避免癌細胞混雜生長在乳房纖維囊腫內，定期追蹤檢查是最重要的。

什麼是帕奇得氏症？

在乳房外科門診常見的乳房溼疹，通常可以很快改善，但如果溼疹現象集中在單側乳頭且經藥物治療無效，很可能是癌症前期的病變，稱為「帕奇得氏症」（Paget's disease），屬於一種早期癌症。

✽ 帕奇得氏症的症狀有哪些？

帕奇得氏症的病灶侷限在乳頭和乳暈附近的皮下，看起來很像溼疹引起的脫皮，其主要症狀為乳頭或乳暈上有界線鮮明的紅斑，合併有脫屑、滲出液或結痂，也可能合併潰瘍或乳頭凹陷。

很多乳癌患者通常合併有帕奇得氏症，當癌細胞跑到乳暈附近，癌細胞經過乳管再蔓延至皮下組織，會形成類似乳頭發炎的症狀，跟皮膚發炎很難區分；較明顯的區分除了帕奇得氏症只發生在單側乳頭外，乳頭表層的變化將非常明顯，甚至破皮，最上面的表皮層也已經剝落，可看到下面的肉芽組織及潰瘍。

關心與叮嚀

如果發現乳暈或乳頭溼疹（尤其是單側乳房），擦皮膚科的藥一、兩星期後仍未改善或痊癒，請趕緊找乳房外科醫師做全面性的乳房檢查。

什麼是乳癌？

乳癌是由乳小葉的腺性細胞或乳腺管細胞不正常的分裂後，增殖而形成的惡性腫瘤。乳癌並不像肝癌、胃癌等發生在內臟的腫瘤，不易發現一旦發現往往已經太遲，乳房位在體表，較方便檢查，只要平時多注意乳房的狀態，觀察乳房是否有小腫塊、變形、凹陷，腋下淋巴腺有無異常、腫大，乳頭是否有不正常分泌物、糜爛等徵兆，最重要的是，透過國健署之篩檢政策（**詳見第 43 頁關心與叮嚀**）就可早期發現，及早治療。

乳癌的好發危險群			
一側曾得過乳癌者。	二等親內有人罹患乳癌者。	中年或停經後肥胖者。	未曾哺乳者。
30 歲以上才生頭胎或未曾生育者。	嗜吃高熱量、高脂肪食物。	初經早來（12 歲以前）或晚停經（55 歲以後）者。	

❀ 乳癌的症狀有哪些？

早期乳癌通常不會引起疼痛；事實上，當乳癌開始形成時，可能完全沒有症狀，但是隨著癌症的生長，它會造成異常，而女性朋友也應該會發現以下症狀：

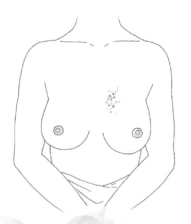

乳房有腫塊但不一定會感覺疼痛。	乳頭出現異樣分泌物。	乳房有局部或全面性凹陷。
乳房皮膚紅腫或潰爛。	腋下淋巴腺腫大。	乳房大小或形狀改變。
乳房、乳暈或乳頭有顏色或感覺皮膚的改變，如凹陷、皺摺或呈鱗片狀。	在乳房附近或腋下的區域有腫塊或變厚。	

如果女性朋友們注意到乳房有以上這些變化時，應該立刻去看醫師，透過詳細檢查及醫師的專業，來確認是否為乳癌。

❈ 乳癌的治療方式有哪些？

關於乳癌的診治，有許多種治療方法，端看腫瘤的細胞形態、侵犯程度和其他許多因素，由醫師和患者討論用哪些方法最適合。

乳房保留手術 ｜ 全乳房切除術（可重建） ｜ 放射治療 ｜ 化學藥物治療 ｜ 荷爾蒙治療 ｜ 標靶治療 ｜ 哨兵淋巴結切片或腋下淋巴結廓清術

⌇關心與叮嚀

自我檢查和醫師觸診都是日常乳房保健的重要一環，若發現異常時，則需要進一步的影像檢查。台灣婦女每年新增乳癌人數逐年增加，根據國民健康署統計，到 110 年止新增乳癌人數為 15448 人，為女性惡性腫瘤首位。

因此提醒大家，各年齡層婦女檢查乳癌的工具也有所不同，建議：

● 30 ～ 39 歲：必要時做乳房超音波檢查。

● 40 ～ 44 歲：高風險族群可考慮乳房攝影與超音波交替檢查。

● 45 ～ 69 歲：國健署補助每兩年一次免費乳房X光攝影檢查。（二等親有乳癌病史，則提前至 40 歲）

如此才能針對各年齡層的乳房特質，提供最有效的檢查或篩檢。

Part 2

觀微知著─── 如何發現乳癌？

● 2-1 乳房自我檢查介紹

● 2-2 常見乳房檢查項目

● 2-3 乳癌的臨床表現

● 2-4 乳癌的病理分期與預後因子

● 2-5 如何看懂妳的病理報告？

2-1 乳房自我檢查介紹

每月乳房自我檢查並非要自我診斷,而是要自我關心乳房有沒有異樣,重要的還是每年定期給乳房外科看診,接受乳房健康檢查。

乳房自我檢查時機

1. **一般女性:**
在生理期開始的第一天算起的第 5 ～ 7 天內實施。

2. **停經或更年期女性:**
採取每月固定一天實施即可。

乳房檢查的要領

1. **指法:**
以指頭觸摸,手指併攏。

2. **範圍:**
兩側乳房皆包括鎖骨下方、
胸骨中線、肋骨下緣及腋下。

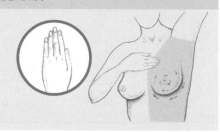

乳房自我檢查 4 步驟——看、觸、臥、擰

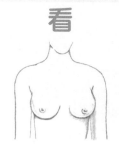

看

1. 可利用洗澡時,面對鏡子,兩手下垂,仔細看看兩邊乳房,大小是否一致(但需了解有些女性的乳房可能天生就大小不一),兩邊是否對稱。

2. 乳房皮膚是否有脫皮、溼疹變化、凹陷、橘子皮樣、紅腫、潰瘍。

觸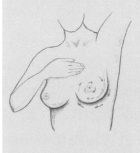

1. 利用洗澡時,將一手放於腦後,另一手手指伸直併攏,以指腹來檢查。

2. 以按壓、螺旋、滑動的方式進行。

3. 全面檢查整個乳房範圍,包括左右兩側鎖骨下方、胸骨中線、肋骨下緣及腋下。

4. 由乳頭開始,依環狀順時鐘方向,由內逐漸向外檢查約 3 ～ 4 圈,看是否有乳房腫塊、腋下淋巴腫大等情形。

5. 同樣方式檢查另一邊乳房。

臥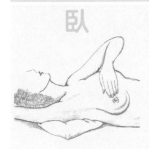

1. 保持平躺,檢查左側乳房時在左肩下面墊一個小枕頭,左手置於腦後,用右手按摸左邊乳房。

2. 檢查的方式與站著時一樣。

3. 換左手檢查右側乳房,方法同上。

4. 腋部檢查,則是將手臂上舉,輕輕地用手指觸摸腋下看有無摸到淋巴結腫大。

擰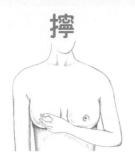

以大拇指與食指壓擠乳頭,看有無異常分泌物。

※ 乳房自我檢查可以提高乳房健康警覺意識,但無法發現早期乳癌,需靠定期之乳房 X 光攝影篩檢。

乳房外科理學檢查

　　乳房外科醫師通常會為受檢者做的「乳房檢查」方式，可分為問診、視診和觸診。

✿ 問診

　　醫師初步會先透過問診來了解受檢者個人的狀況，如：年齡、婚姻、生育情形及月經史，有沒有乳癌家族史、是否曾服用避孕藥或荷爾蒙製劑等。至於乳房的部分為是否曾開過刀、有沒有發現任何異樣的變化，如：兩側乳房大小不一、硬塊、疼痛、異常分泌物、乳頭或皮膚凹陷，及乳房表皮的變化等。

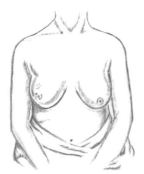

✿ 視診

　　● 在良好的光線下，受檢者衣服拉到腰部，檢查乳房外觀皮膚有沒有橘皮樣紅腫等變化。

　　● 醫師檢查兩側乳房大小、形狀是否對稱？乳頭有沒有凹陷？或異常分泌物。（*受檢者坐姿容易比較兩側，有時也會請受檢者配合前彎。*）

　　● 請受檢者挺胸、舉起兩隻手或將兩手放於頸後，再做同樣的觀察檢查。

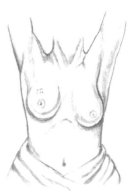

✿ 觸診

檢查頸部、鎖骨上方

　　● 受檢者坐著，雙手輕放於大腿兩側，身體放輕鬆，以便於醫師檢查頸部及鎖骨上方的淋巴結。

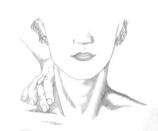

● 有的淋巴結位於上鎖骨窩或在胸鎖骨交接處後方的深處，這時候醫師站在受檢者背後做檢查，比較容易觸摸得到。

● 淋巴結的數量、硬度、形狀和附近組織沾黏情形，醫師也會逐一詳細記載下來。

檢查乳房及腋下

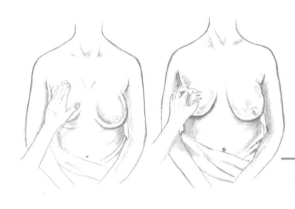

1.受檢者坐著，醫師利用雙手診查腫塊的位置，並用單手的指腹做檢查。

2.醫師以大姆指與其他手指輕捏乳房，這種檢查方式在腫塊較小時，有不錯的檢查效果。

3.受檢者躺著，重覆上述的檢查。

4.腋下也要進行檢查。

醫師對受檢者的乳房檢查，包括詢問病史、視診、觸診，大約可以有 80% 的正確率，同時醫師對腫塊的性質，也比較能研判。

對於直徑小於一公分的腫瘤，無論再高明的醫師，也難以察知，需要藉助乳房超音波檢查或是乳房 X 光攝影檢查，來提高正確診斷率，當然對乳癌高危險群有時也考慮使用磁振造影檢查。

關心與叮嚀

通常進行乳房外科理學檢查時，都會有女性護理人員跟診，因此受檢者不必過於害怕及害羞。

2-2 常見乳房檢查項目

乳房檢查的項目很多，臨床上以乳房超音波檢查、乳房X光攝影檢查、乳管X光攝影檢查、粗針切片檢查、細針穿刺檢查、乳房磁振造影檢查、電腦斷層掃描檢查、核子醫學部骨骼掃描、正子電腦斷層掃描檢查等最為常見。

乳房超音波檢查

✿ 什麼是乳房超音波檢查？

乳房超音波檢查是利用超音波反射原理來檢查乳房內有無腫塊。

近年來，受惠於超音波探頭、數位科技的快速進步，新一代的乳房超音波其功能更精細，解像力越來越好，穿透力乃足以檢視整個乳房。對於緻密性乳房，或是經過隆乳、正在餵乳、正值乳房發炎、屬於乳癌高危險群的複雜性乳房的病患，超音波的地位更趨重要。

尤其對緻密乳房的診斷與篩檢，其功能有時更大於乳房X光攝影，對東方女性更形重要，而對病灶的偵查，可算是相當敏銳的第三隻眼睛。

超音波的優勢在於沒有輻射的疑慮，故可應用於懷孕婦女。而超音波非常依賴操作者本身的經驗，超音波影像只能呈現乳房部分區域，亦即判斷該區域整體乳房中的位置比較困難。為解決一般手持式超音波檢測造成的變化性問題，最近出現了自動化全乳房超音波技術，將檢測裝置儀器放在乳房上，以自動化的方式拍攝，最後再建構成 3D 影像，此一新型儀器雖可偵測到更多癌症，但是同時

也有更多的偽陽性，而腋下部位在較瘦之病人則有檢測困難不完整之情形，仍需要再由手持超音波輔助檢查，所以到目前為止，仍以手持探頭之乳房超音波檢查為主。

✿ 檢查的方法

受檢者脫去上衣及內衣後，平躺於診療台上，醫師利用超音波探頭，將乳房依時鐘方式區分，分成 1 到 12 點鐘方向，分 12 個部分做檢查。兩邊乳房檢查完後，再檢查兩側腋下是否有異常淋巴結。

關心與叮嚀
- 不要穿連身衣裙，要穿著易穿脫的上衣。
- 不要於腋下塗抹除臭劑、擦粉及護膚霜。
- 檢查時因乳房受壓，故會有不適感，但檢查完即消失。
- 檢查當天不需禁食。
- 超音波檢查無輻射危險，對年輕或緻密的乳房較適宜。

乳房X光攝影檢查

✿ 什麼是乳房X光攝影檢查？

利用低劑量（約為 0.7 毫西弗）的 X 光檢查乳房，它能偵測各種乳房腫瘤、囊腫、微小鈣化、局部不對稱或是乳房結構變形之各種變化，是全世界各國廣泛使用在乳癌之篩檢方式，能有助於早期發現並且降低死亡率。目前在台灣國健署已針對 45 ～ 69 歲之婦女每兩年進行一次乳房 X 光攝影檢查，若是有家族史則提前到 40 歲即

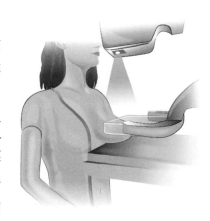

可接受此項免費檢查，但是 X 光攝影檢查對緻密度較高的女性乳房，其檢查會有侷限性，腫塊可能會隱藏在乳房組織中而無法辨別，此時就需搭配其他檢查了。

❋ 3D 乳房 X 光攝影

即乳房斷層掃描技術，使用多切面的方式拍攝乳房影像，再透過電腦程式結合為 3D 立體影像，在緻密乳房中找到癌症的能力，比單純之 X 光攝影較強。其輻射劑量比標準之乳房攝影稍多，但使用 3D 攝影，每一千個接受乳房攝影之女性，由傳統 X 光攝影找到 2 ～ 7 個之癌症偵測率可以多升高 1 ～ 2 個癌症病人偵測比率。此 3D 攝影可以更容易辨識正常組織進而增加篩檢時準確度。

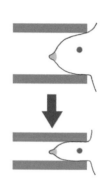

❋ 檢查的方法

檢查時，必須脫去上衣，將乳房放置於乳房 X 光攝影儀並調整檢查姿勢，會有技術師從旁邊協助引導。

攝影前必須緊壓乳房，以加壓器加壓 4 ～ 15 公斤於受檢部位，每次壓迫時間約 10 秒鐘，因會感到不舒服，所以月經來的前一週較不合適作為檢查時間。

乳管X光攝影檢查

乳管 X 光攝影是針對乳頭有不正常分泌之病患所做的檢查。先用一極細導管置入乳管內，再由導管注入約 1cc 含碘顯影劑後，局部加壓後運用X光機攝影，全程約需 45 ～ 60 分鐘（檢查時間會因個人情況不同有所增減）。

關心與叮嚀

● 檢查當天最好能有乳頭不正常分泌，檢查才易施行。
● 檢查後可能有分泌物暫時增加之情形，此為正常現象。
● 有些人可能會對顯影劑產生過敏現象。
● 檢查後建議多喝水，以利顯影劑的排出。

粗針切片檢查

❋ 什麼是粗針切片檢查？

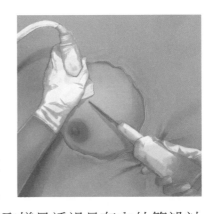

在乳房超音波或乳房X光攝影下定位腫瘤後，用 11 ～ 16 號粗針（如筆芯般粗細）直接在乳房腫瘤部位做穿刺，另一種方法是輔以真空抽吸以 360 度旋轉的方式做病理切片，組織的取樣是透過具有內外管設計的切片工具進行，內管收集檢體，附有刀片的外管則用以分離檢體及乳房組織，因此整個管徑大於 15 號針頭。但不同於細針抽吸（詳見第 54 頁）的細胞學檢查，其病理診斷的正確性幾乎等同手術切片，可做為診斷的黃金標準。

一般來說，病灶在乳房超音波下可清楚辨認，自然優先考慮乳房超音波定位，而以乳房X光攝影為基礎的立體定位切片多用於乳房超音波不易清楚辨認的群聚性微小鈣化、小型腫瘤或境界不明的組織變異，但病灶太深、太淺或太接近外上側、病人過胖、病灶過小或範圍太大則不適宜使用這個方式。

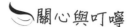

❊ 檢查的方法

　　手術醫師會在手術部位注射局部麻醉劑，之後在乳房超音波或乳房X光攝影輔助下進行乳房粗針切片手術，運用 11 ～ 16 號的粗針穿刺進入乳房組織，一般傷口約為 1 ～ 2mm 的針孔大小。時間約 10 分鐘可完成。取出之標本會送病理科檢查，大約 3 ～ 5 天後會有報告。

◗關心與叮嚀

　　檢查後傷口加壓約 30 分鐘，回家後冰敷 2 小時。

細針穿刺檢查

❊ 什麼是細針穿刺檢查？

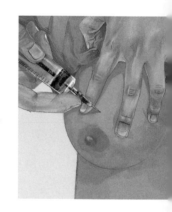

　　在乳房超音波導引下用細針多次抽吸取得細胞的檢查。因為得到的是零散而數目較少的細胞，所以它的診斷正確率較不及粗針切片，但對於區分病灶是實質腫瘤或是水瘤的正確率相當高；且它使用的是 22 ～ 25 號細針，對病人的傷害最小，若有懷疑水瘤的病例，使用此法最簡便且常被利用。

　　另外，乳房超音波影像的擷取較為即時性，且病人處在舒適的檢查姿勢，也沒有受放射線影響的疑慮，對於乳房特別緻密的，年輕及懷孕女性利用此方法檢查較適宜。

❊ 檢查的方法

　　不需麻醉，在乳房超音波導引下以 22 ～ 25 號針頭刺入腫塊，做多次抽吸，取得該部位之細胞作檢查。

◗關心與叮嚀

　　檢查後將傷口加壓至無出血，即可正常洗澡。

立體定位乳房微創切片檢查

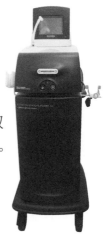

✤ 什麼是立體定位乳房微創切片檢查？

　　這項檢查的目的，是要將乳房攝影中發現有疑問的病灶，以乳房攝影立體定位，並以微創抽引切片針取樣，以查驗該病灶可能的性質，提供臨床醫師治療參考。

✤ 檢查的方法

　　檢查全程由放射科醫師及女性放射技術師施行。

　　病患以坐姿接受檢查。先將乳房固定於乳房X光攝影機上，再以電腦立體定位找出病灶的位置，然後在乳房上先給予局部麻醉後，接著在皮膚上切開一個約 0.2 公分左右的小傷口，將切片針置入病灶處，抽取約 12 ～ 20 條樣本（**每一條約 2 公分長**）。

　　切片完成後會在傷口上加壓止血，並用紗布覆蓋即完成，全程約 1 小時，若此微創切片過程順利，其準確度可高達 94％～ 98％，傷口小、恢復快，不需住院即能執行。

➘關心與叮嚀

　　檢查後一週內請多穿胸罩，以協助傷口壓迫及恢復，傷口需保持乾燥，傷口上的膠布請於兩天後去除。

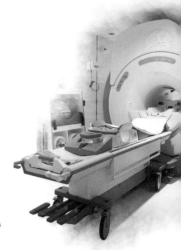

乳房磁振造影檢查

❀ 什麼是乳房磁振造影檢查？

磁振造影檢查原理是將人體置放一個巨大磁場內，透過特定的電波脈衝來改變區域磁場方向，藉此激發人體組織內的氫原子核產生共振現象，而發生磁矩變化訊號。

因身體中有不同的組織及成分，性質也各異，所以會產生大小不同的訊號，再經電腦運算及變換為影像，將人體剖面組織構造及病灶呈現為各種切面的斷層影像。

磁振造影檢查對人體不具侵襲性，不會產生游離輻射。運用磁場變化原理，可多方掃描，提供三度空間影像，且有高對比的解像力，是現代醫學不可或缺的診斷工具。

雖然磁振造影檢查有其優點，如對乳癌之檢測敏感度高過 X 光攝影與超音波，但是也會篩檢出比較多的良性病灶，而增加了偽陽性需做不必要切片的機會，故此項檢查之受檢者是以緻密乳房且罹癌風險較高的女性才考慮安排施作。

❀ 檢查的方法

換上檢查衣後，趴入圓筒型的檢查艙中，待上 20 分鐘作檢查。

◟關心與叮嚀

- 身上不可有金屬物品或磁卡。
- 檢查中機器會發出噪音，但不需害怕。
- 磁振造影檢查沒有輻射之危險。

電腦斷層掃描檢查

❋ 什麼是電腦斷層掃描檢查？

電腦斷層掃描技術就是測量體表每個角度的能量束通過人體所形成的交互作用，然後應用電腦系統計算，重建出該橫截面的組織特性影像。對於胸部、腹部的問題（乳癌的遠端轉移）是一項很好的檢查工具。許多部位的腫瘤位置及大小，和周圍組織的侵犯程度，電腦斷層掃描也能提供重要訊息。

一般平躺，施行掃描，全程約需 10 ～ 20 分鐘（檢查時間會因個人情況不同而有所增減）。

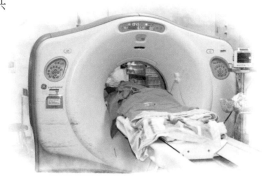

❋ 檢查的方法

透過靜脈注射顯影劑後攝影（因顯影劑需在腎臟功能正常下進行，故需先抽血檢驗尿素氮及肌酐酸）。

➦ 關心與叮嚀

- 穿無金屬之服裝。
- 若有懷孕的可能性，需先告知。
- 顯影劑過敏或腎功能不佳者請先告知醫護人員。
- 檢查後建議多喝水，以利顯影劑排出。

正子電腦斷層掃描檢查

❀ 什麼是正子電腦斷層掃描檢查？

以分子細胞學為基礎，將帶有特殊標記的葡萄糖合成藥劑注入受檢者體內，利用 PET 掃描儀的高解析度與靈敏度做全身掃描，由於癌細胞有分裂迅速、新陳代謝特別旺盛的特性，攝取葡萄糖可達到正常細胞的二至十倍，造成掃描圖像上出現明顯「光點」，不必等組織結構改變，即能於癌細胞的早期（約 0.5 公分大小）準確判定出。

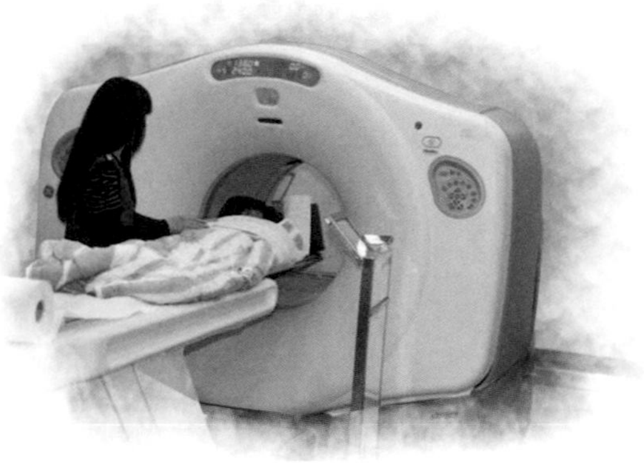

❀ 檢查的方法

需經靜脈注射 10mCi 的氟 -18 去氧葡萄糖，然後靜躺休息 45 分鐘後開始掃描，掃描時間約需 45 分鐘（檢查時間會因個人情況不同而有所增減）。

關心與叮嚀

- 檢查前需禁食 6 小時。
- 需注射放射線同位素，所以若有懷孕需事先告知。
- 受檢者 12 小時內勿接觸 6 歲以下兒童及孕婦。

核子醫學部骨骼掃描

✳ 什麼是核子醫學部骨骼掃描？

　　核醫骨骼掃描乃是將發射伽傌射線的核醫藥物鎝 -99m 甲基雙磷酸（Tc-99m MDP）經由靜脈注射至人體，再藉伽傌攝影機收集由人體所發射出的伽傌射線而形成全身骨骼影像，以了解是否有骨轉移。

✳ 檢查的方法

　　上午由靜脈注射同位素藥物 2 至 4 小時後，再掃描出影像。

〜關心與叮嚀

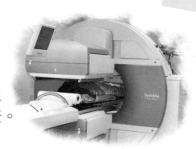

- 檢查中不可亂動。
- 懷孕女性需先告知。
- 受檢者會帶有少許輻射，為減少不必要之輻射曝露，請勿攜帶幼兒或孕婦陪同檢查。
- 檢查後建議多喝水，以利顯影劑排出。

各項乳房檢查的比較

檢查名稱	適用對象
乳房超音波	50 歲以下的女性乳房篩檢，乳房懷疑有腫塊
乳房Ｘ光攝影	40 歲以上的女性乳房篩檢，乳房懷疑有纖維囊腫腫塊或鈣化點的追蹤
3D 乳房Ｘ光攝影	對於傳統乳房攝影，有局部不對稱或結構扭曲，懷疑有病灶，需進一步檢查時
乳管Ｘ光攝影	乳頭有不正常的分泌物
電腦斷層掃描	針對已確定為乳癌的病患進一步檢查有無全身性之轉移
粗針切片檢查	在乳房超音波檢查下發現可疑之腫塊或鈣化點，但無法確定良、惡性
細針穿刺檢查	在乳房超音波檢查下發現可疑之腫塊，但無法確定良、惡性
立體定位乳房微創切片檢查	在乳房攝影檢查下發現可疑之鈣化點或其他病灶，但無法確定良、惡性
核子醫學部骨骼掃描	針對已確定為乳癌的病患進一步檢查有無全身性之骨骼轉移
乳房磁振造影檢查	有乳癌家族史等的高危險群，曾注射矽膠隆乳者
正子電腦斷層掃描檢查	針對已確定為乳癌的病患進一步檢查有無全身性之轉移 ※ 疑有癌症家族史之高危險群

※ 編按：各項檢查的費用，並無所謂的「公定價」。表中所列價格，會因各醫院、健診中心而有差異，所謂符合給付條件給付，是以健保署新規定為準，此表僅供參考。

費用		多久看報告
健保	自費	
符合給付條件給付	約 1,000 元	當場看報告 或 3～7 個工作天
符合給付條件給付	約 2,000 元	5～7 個工作天
符合給付條件時給付	約 2,600 元	5～7 個工作天
符合給付條件給付， 但導管需自費約 1,000 元	約 7,500 元	5～7 個工作天
符合給付條件給付	約 6,000 元	3～5 個工作天
符合給付條件給付	3,000 元	4 個工作天
符合給付條件給付	約 6,000 元	3～5 個工作天
健保目前不給付	約 23,000 元	7 個工作天
符合給付條件給付	約 3,800～5,000 元	3～5 個工作天
符合給付條件給付 有些自費	約 18,000 元	3～5 個 工作天
符合給付條件給付	全身約 37,000 元 局部約 27,000 元	3～5 個 工作天

觀微知著——如何發現乳癌？

2-2 常見乳房檢查項目

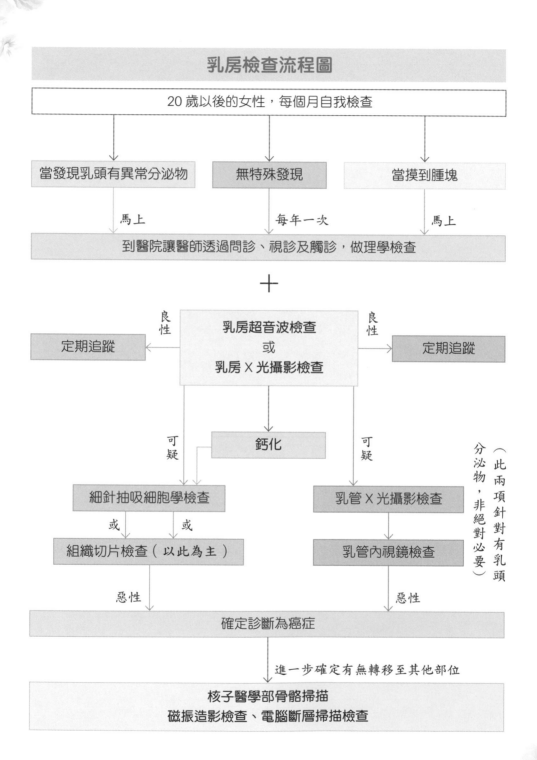

乳房檢查流程圖

20 歲以後的女性，每個月自我檢查

當發現乳頭有異常分泌物 　　 無特殊發現 　　 當摸到腫塊

馬上 　　 每年一次 　　 馬上

到醫院讓醫師透過問診、視診及觸診，做理學檢查

＋

乳房超音波檢查
或
乳房Ｘ光攝影檢查

良性 → 定期追蹤

良性 → 定期追蹤

可疑 　　 鈣化 　　 可疑

細針抽吸細胞學檢查 　　 乳管Ｘ光攝影檢查

或 　　 或

組織切片檢查（以此為主） 　　 乳管內視鏡檢查

惡性 　　 惡性

確定診斷為癌症

進一步確定有無轉移至其他部位

核子醫學部骨骼掃描
磁振造影檢查、電腦斷層掃描檢查

（此兩項針對有乳頭分泌物，非絕對必要）

2-3 乳癌的臨床表現

乳房的隱形殺手

　　乳癌是由乳房乳腺管細胞或是腺泡細胞不正常的分裂後，繁殖而形成的惡性腫瘤。這些惡性腫瘤除了侵犯乳房，更可能轉移到遠處器官，如骨骼、肺、肝、腦等，進而破壞重要器官的功能，損害身體健康，甚至危害生命。

　　早期乳癌通常不會引起疼痛；事實上，當乳癌開始形成時，可能完全沒有症狀，醫師觸診時也無法觸摸得到；但是隨著癌症的生長，它會造成異常，而有以下症狀：

● 乳房有腫塊，但不會感覺疼痛（仍有少部分會疼痛）。

● 乳頭出現異樣分泌物，尤其是帶血分泌物。

● 乳房或乳頭有局部或全面性凹陷。

● 乳房皮膚有橘皮樣變化、紅腫或潰爛。

● 腋下淋巴腺腫大。

● 在乳房附近或腋下的區域有腫塊或變厚。

● 乳房大小或形狀改變。

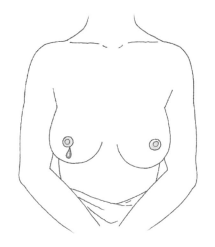

▲ 乳房出現異狀，應尋求專科醫師協助，找出真正原因。

2-4 乳癌的病理分期與預後因子

目前，由美國癌症聯合委員會與全世界的抗癌聯盟有整合的共識，決定全世界要有一致的癌症分期，對臨床醫師而言，正確的診斷和癌症的分類與分期，是作為選擇最適切的治療及預測病人存活最重要的依據。根據各種大型研究報告，對早期乳癌確認了七個可以影響預後的重要因子（預後因子）如下：

影響乳癌預後的 7 個重要因子

淋巴結是否轉移	原發腫瘤大小	核仁分化級數	荷爾蒙接受體有無	腫瘤組織類別	細胞增生速率	HER2是否過度表現

據此臨床醫師能對大部分乳癌患者的選擇輔助治療有良好的判定依據，其中又以淋巴結轉移狀態最為重要；針對淋巴結轉移的陽性患者，術後需給予化學治療或荷爾蒙治療（荷爾蒙受體陽性）或放射線治療，已是各國專家皆有的共識。再者癌症分期有其臨床上的實用價值，包括：

● 可更明確認識腫瘤情況，包括體積大小、生長速率及擴散程度；一般而言，細小原位（零期癌）與病灶僅限於乳房與區域淋巴結的腫瘤屬於早期，擴散到遠處部位，則屬於晚期。

● 可策劃適當的治療方法。

● 能可靠地評估病人復原或痊癒的機會有多少，亦即醫學上所稱的「預後」。

● 可嚴格定義，並且統一規範，除了方便統計，也能讓相關醫學專業人士彼此相互切磋，更有效地比較各種治療的結果。

有了以上的共識和規範，我們依據將癌症分期，如下表：

臨床乳癌分期

零期

即原位癌，為最早期乳癌，癌細胞僅在乳腺管基底層或乳小葉內。

第一期

腫瘤小於 2 公分以下的浸潤癌，而腋下淋巴結無癌轉移。

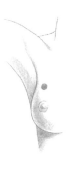

第二期

腫瘤介於 2 至 5 公分之間的浸潤癌，或腫瘤小於 2 公分但腋下淋巴結有癌轉移（≦ 3 顆）。

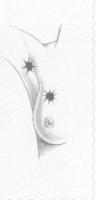

第三期

局部廣泛性乳癌，腫瘤大於 5 公分的浸潤癌，且腋下淋巴結有癌轉移或有胸壁皮膚的浸潤癌（≧ 3 顆）。

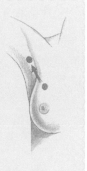

第四期

轉移性乳癌，已有遠處器官轉移（如肝、肺、骨）等。

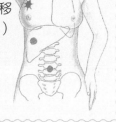

✽ 乳癌的分期

美國癌症聯合委員會癌症分期於 2018 年 AJCC 第八版之分類中，將之分成臨床分期、預後分期、臨床預後分期與病理預後分期（此分期是指有經過外科手術切除乳房後加上臨床資訊、生物指標資料及切下來標本之組織資訊共同作分析，為最準確嶄新之分期）。

TNM 病理分期每個英文字母後的數字，顯示各項目的情況

TNM 分期	代表意義	乳癌第 0 期	乳癌第 1A 期	乳癌第 IB 期	
Tis	癌細胞僅在乳腺管基底層或乳小葉內	*			
T1mi	腫瘤小於 1 公釐		*		
T1	腫瘤小於 2 公分 ● T1a：腫瘤小於 5mm ● T1b：腫瘤小於 10mm ● T1c：腫瘤小於 20mm		*	*	
T2	腫瘤介於 2～5 公分				
T3	腫瘤大於 5 公分				
T4	不論腫瘤公分數但已蔓延到皮膚及胸壁 ● T4a：侵襲到胸肌 ● T4b：有皮膚潰瘍或浮腫或結節狀之侵襲 ● T4c：侵襲到胸壁肌及皮膚 ● T4d：發炎性乳癌				
N0	淋巴結無轉移	*	*		
N1mi	微轉移，大約有 200 個癌細胞，不大於 2mm			*	
N1	淋巴結有 1～3 粒轉移				
N2	淋巴結有 4～9 粒轉移				
N3	淋巴結有 10 粒以上或鎖骨下淋巴結或內乳淋巴結轉移				
M0	無遠處器官轉移	*	*	*	
M0（1+）	臨床及放射檢查無轉移，但是用顯微鏡或分子技術可觀察到血液循環細胞或骨髓及其他部分有癌細胞或小於 0.2mm 之細胞堆積				
M1	已有遠處器官轉移（如肝、肺、骨）且大於 0.2mm				

乳癌第IIA期		乳癌第IIB期		乳癌第IIIA期					乳癌第IIIB期		乳癌第IIIC期	乳癌第IV期
*				*								
	*	*			*							
			*			*	*					
								*	*	*		不論腫瘤大小
	*		*					*				
*		*			*				*			
			*	*			*			*		不論淋巴結有幾顆轉移
											*	
*	*	*	*	*	*	*	*	*	*	*	*	
												*
												*

2-5 如何看懂妳的病理報告？

　　許多罹患乳癌的朋友在手術後都會有一份病理報告，讓主治醫師可依循它來策劃專屬病患個人的治療方法。以下將介紹如何看懂自己的病理報告。

　　現在廣泛運用 TNM 病理分期系統，是用英文字母代表臨床上之狀況，在美國癌症聯合委員會 2018 第八版之分期以 T（*腫瘤大小*）、N（*淋巴結轉移顆數*）、M（*是否有遠處轉移或擴散*）作為分期之基礎。這必須要乳房手術切除後才有這份報告，但並不表示臨床分期不重要，因為目前處於新輔助化療時代，臨床分期對於開始選擇治療方式是十分重要的參考重點。

T 腫瘤 **N** 淋巴結 **M** 轉移或擴散

乳癌患者的紀錄寫上 T2N1M0

　　即代表腫瘤（T2）的直徑 2 至 5 公分，鄰近淋巴結（N1）有癌細胞存在，但無其他器官的擴散（M0），屬「癌症第二期」。

　　每個英文字母後的數字，顯示各項目的情況，例如：

　　另外在病理報告中我們還會看到 ER（＋或－）、PR（＋或－）及 HER2（0，1＋，2＋，3＋）及 Ki67 等的呈現，這些均是屬於預後之評估因子。

ER（＋或－）、PR（＋或－）

- 表示荷爾蒙接受體的陽性或陰性。所謂 ER 即「雌激素接受體」，而 PR 即「黃體素接受體」。

- 雌激素與乳癌的形成關係十分密切，在研究中我們知道雌激素藉由和雌激素接受體的結合而刺激乳癌細胞生長。關係就如鑰匙和鑰匙孔，將鑰匙插入鑰匙孔才能打開門一般，雌激素就像鑰匙，可插入鑰匙孔──雌激素接受體，經過細胞內一連串生物反應，細胞就產生了變化。

- 如果乳癌細胞含有大量雌激素接受體，就表示這群乳癌細胞對荷爾蒙有依賴性。腫瘤組織檢體需化驗是否有荷爾蒙（雌激素和黃體素）接受體陽性表現。此屬標準步驟，更是醫師是否給予荷爾蒙治療的依據。

HER2/neu（0／3＋，1＋／3＋，2＋／3＋，3＋／3＋）

- 表示 HER2 在乳癌的病理組織經免疫組織染色之強度。

- 所謂的 HER2（Human Epidermal Growth factor Receptor Type 2）是屬於人類表皮生長因子接受體第二型，在第 17 對染色體上（17q12）許多正常組織，如胰臟、肺、食道、胃、大腸、腎臟、卵巢、乳房等都可偵測到此蛋白質的表現，但僅能在某些特定腫瘤類別上可偵測到此蛋白的過度表現（Overexpression）。

- 研究發現，乳癌患者大約有 15％到 25％的病人有 HER2/neu 蛋白質的過度表現（陽性是指 3＋／3＋，其餘 0／3＋，1＋／3＋均屬陰性），所以 HER2 是否為陽性的表現，可做為是否適用於標靶治療的判斷依據。

- 而在 2＋／3＋中，需再經 FISH（螢光原位雜交法，Fluorescence in situ hybridization）之技術證實，其中可能有 25％仍屬陽性。

Ki67 則是細胞分裂時產生的蛋白質，通常分裂的速度越快，此蛋白質的生產數值也會越高，在臨床上的意義就是腫瘤復發的機率越高，一般以 14% 做為分界點，大於 14% 屬高危險群，小於 14% 為低危險群（分界點數值 14 ～ 20%，依國內外各家醫院訂定有所不同）。此一數值在評估病人是否需要化療以及在乳癌之分子分類法時會有其重要性。

另外還有病理組織分級報告（Grade），用以評估病理中癌細胞分化之形態也屬預後因子之一，第一級為較佳之良好型態，而第三級表示分化不良之形態，預後較差；第二級則居於中間。

AJCC 第八版分類中，另外也加入多基因檢測表現之附加預後因子內，其中使用 Oncotype Dx 之檢測方式對於 ER（＋）HER2（－）之病人，如果復發分數低於 11 分（50 歲以上則是 25 分以內）會有較佳之預後，可以不必使用化療，只要使用荷爾蒙治療即可，可以減少化療之使用，這是最新的治療準則。

Part 3

精準醫療——個人化治療

- 3-1 乳癌的個人化治療

- 3-2 乳癌的標靶治療

- 3-3 乳癌的荷爾蒙治療

- 3-4 個人化乳癌藥物

- 3-5 乳癌術後的輔助治療

- 3-6 乳癌術後中西醫整合的現況

3-1 乳癌的個人化治療

● 對於乳癌之放射治療、化學治療、手術治療、重建、荷爾蒙治療、標靶治療及免疫治療等均會在本章節中做基本之介紹，得以讓讀者了解乳癌治療的多樣化及現今之發展，而各種用藥也以圖說方式讓讀者更能了解用藥細節與可能之副作用，以做參考。

乳癌的治療方法

根據研究資料顯示，民國 88 年國內女性乳癌每年新增病例約 2000 例，民國 110 年新增乳癌人數高達 15448 人，增加的速度驚人。自 98 年起發生率已躍居女性癌症第一名，直至現今依然首居排行榜第一位。而死亡率在 111 年為第三名，死亡率之排名較發生率低，其中原因在於乳癌近年的治療方法多元化，可以因腫瘤之期別、特性，因而制定較完整、較周全的治療計畫，及乳癌篩檢可以偵測到手觸摸不到的早期乳癌。

乳癌的分子生物學之分類

這是目前乳癌可以從傳統的 TNM 之分期再進步到精準醫療境界最重要的環節之一，使用分子亞型分類法在不同的 TNM 分期下，也會有許多不同的治療方式。這種分類初期是用 cDNA 微陣列分析基因表現檢測病人之標本加以分析後，區分成五類。這五類和生物標記組合得到之結果相符程度很高，因此臨床上能用此分類來做為治療之依據，而不是完全依賴傳統之 TNM 系統。

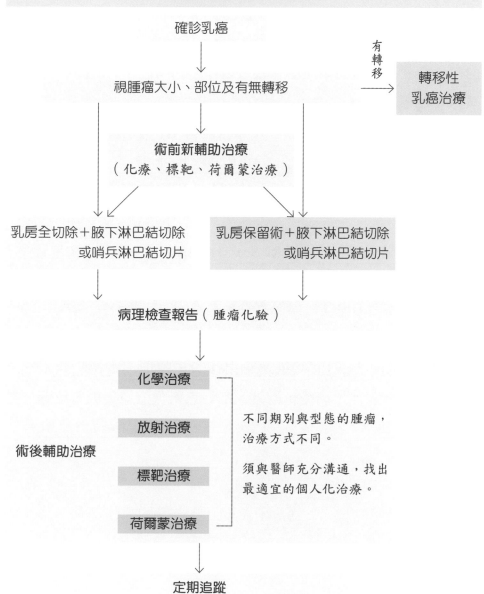

早期乳癌的治療流程

確診乳癌

視腫瘤大小、部位及有無轉移　→　有轉移　→　轉移性乳癌治療

術前新輔助治療
（化療、標靶、荷爾蒙治療）

乳房全切除＋腋下淋巴結切除
或哨兵淋巴結切片

乳房保留術＋腋下淋巴結切除
或哨兵淋巴結切片

病理檢查報告（腫瘤化驗）

術後輔助治療

化學治療

放射治療

標靶治療

荷爾蒙治療

不同期別與型態的腫瘤，治療方式不同。

須與醫師充分溝通，找出最適宜的個人化治療。

定期追蹤

臨床上乳癌分子基因分類之亞型如下：

- 管腔 A 型（Luminal A）：ER 及 PR 呈陽性，HER2 陰性。細胞分裂情況輕微，ki67 ≦ 14%；此類型佔所有乳癌的 30 ～ 40%，通常分化良好，對荷爾蒙治療效果良好，預後最好。（ki67 代表腫瘤細胞增殖速度）

- 管腔 B 型（Luminal B）：分為管腔 B1 及 B2 型，兩者皆為 ER 及 PR 陽性。管腔 B1 型為 HER2 陰性，ki67 > 14%，管腔 B2 型為 HER2 陽性，又稱三陽性，此型分化程度較 A 型差，因此預後比 A 型稍差。

- HER2 過度表現型（HER2 overexpression）：ER 及 PR 呈陰性，HER2 為陽性。通常淋巴結轉移，遠端轉移及復發機會較高，預後也較差，然現今 HER2 之藥已有長足進步，大幅改善存活率。

- 類基底細胞型（Basal-like）：最常見的就是三陰性乳癌（Triple Negative），也就是 ER、PR 及 HER2 均呈陰性，這類約佔 15%，細胞分化趨於惡性，預後也較差，幸好它對化療效果仍有反應，帶有 BRCA1/BRCA2 乳癌遺傳基因突變的乳癌病患大多屬於此類。

乳癌的手術治療

手術是乳癌治療最重要的一部分，手術的目的在於完全切除腫瘤和腋下淋巴結廓清。淋巴結是否有癌細胞轉移，是乳癌病患最重要的預後因子，有了正確的分期，才能計畫術後的治療，達到最好的治療效果。

乳癌的患者在治療的過程中，可能會碰到的手術種類如下：

●會因每位病人的癌症分期及腫瘤位置不同，而做不同的選擇。

●為乳癌病人在乳癌切除手術後，依個人需求，決定是否重建。

●關於人工血管，則是需做化學治療的病人才會施作。

治療決策流程

經檢查檢驗後

確診乳癌

醫師會與你說明病況分析

依病情
了解你內心的期盼
取得共識
決定治療策略

乳癌治療常見手術方式

●單純性 全乳房切除手術	●乳房保留手術	●根除性 乳房切除手術	●改良式根除性 乳房切除手術
●腋下淋巴結 廓清術	●哨兵淋巴結 切除手術	●乳房重建手術	●植入式 人工血管

乳癌的分期治療與追蹤

T：腫瘤大小 N：淋巴轉移情形 M：遠端轉移		治療方針
0 期 原位癌 （Tis）	Tis、N0、M0	局部切除＋放射線治療或乳房組織全切除。至於是否進行腋下哨兵淋巴結摘取手術尚未定論，一般偏向不進行，特別是低惡性度者。
I 期	T1、N0、M0	局部切除＋放射線治療或乳房組織全切除。輔以腋下淋巴結全部廓清或哨兵淋巴結摘取手術。
IIa 期	T1、N1、M0 T2、N0、M0	• 第 II、III 期的病人，因腫瘤的部位大小及淋巴結轉移的顆數不同，有不同的治療組合搭配，但治療方針以外科手術為主。
IIb 期	T2、N1、M0 T3、N0、M0	• 手術方式有： ① 乳房全切除　② 乳房部分切除 ③ 腋下淋巴結廓清術或哨兵淋巴結切片手術 • 依病人狀況不同，手術後再依病理報告結果輔以化學治療、放射線治療、荷爾蒙治療及標靶治療。
IIIa 期	T1、N2、M0 T1、N2、M0 T2、N2、M0 T3、N1、M0 T3、N2、M0	治療方法大致與第 II 期病人相同，但也有部分病患因腫瘤太大，會在手術前先施行化學治療縮小腫瘤，再做切除手術。
IIIb 期	T4、N0、M0 T4、N1、M0 T4、N2、M0	
IIIc 期	任何 T、N3、M0	
IV 期	任何 T 任何 N、M1	第 IV 期的病患治療方針以全身性的治療為主，即以荷爾蒙治療、標靶治療及化學治療為主，以放射線治療為輔。

※ 註：以上治療後之追蹤為原則上之建議，但醫師在每位病人不同之情況下可酌量增減，亦可加做磁振造影檢查、電腦斷層甚或正子掃瞄，但非常規項目。

治療後的追蹤	
1 ～ 5 年	滿 5 年
● 每 6 ～ 12 個月做： ① 理學檢查 ② 乳房超音波或乳房 X 光攝影	
● 每 3 ～ 6 個月做： ① 理學檢查　② 血液檢查　③ 腫瘤標記檢查 ● 每 6 ～ 12 個月做： ① 理學檢查 ② 乳房超音波或乳房 X 光攝影 ● 視病況而定： ① 腹部超音波　② 全身骨骼掃描 ③ 其他檢查	● 每 12 個月定期做： ① 理學檢查 ② 乳房超音波或乳房 X 光攝影 ● 視病況而定： ① 血液檢查　② 腫瘤標記 ③ 胸部 X 光　④ 腹部超音波
● 每 3 ～ 6 個月做： ① 理學檢查　② 血液檢查　③ 腫瘤標記檢查 ● 每 6 ～ 12 個月定期做： ① 乳房超音波或乳房 X 光攝影　② 胸部 X 光 ● 視病況而定： ① 腹部超音波　② 全身骨骼掃描 ③ 其他檢查	● 每 12 個月定期做： ① 理學檢查 ② 乳房超音波或乳房 X 光攝影 ● 視病況而定： ① 血液檢查　② 腫瘤標記 ③ 胸部 X 光　④ 腹部超音波
視病況而定	

1. 根除性乳房切除手術（Radical Mastectomy）

現在已很少使用了。此手術切除的範圍包括：乳頭、腫瘤附近的皮膚、全部乳房組織以及大小胸肌、腋下全部脂肪與淋巴結，局部只剩下肋骨和肋間肌，以往這種手術方式被視為女性乳癌治療的標準。

根除性乳房切除手術

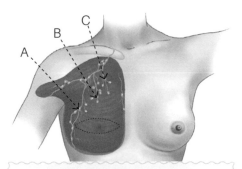

虛線表示皮膚切開的傷口
粉紅色區域為切除的範圍
A 腋下第一階段之淋巴結（level 1）
B 腋下第二階段之淋巴結（level 2）
C 腋下第三階段之淋巴結（level 3）

○ 優點
- 癌細胞如侷限在乳房及附近組織，則腫瘤可完全被切除。
- 淋巴結的檢查，對未來治療方式可提供重要的資訊。

✖ 缺點
- 移除整個乳房和胸部肌肉，會留下很長的疤痕，胸部也會呈現凹陷，可能導致淋巴水腫、手臂無力、麻痺、疼痛、肩膀活動受限制等，但不同的狀況會有不同的限制，現在比較少做。

2. 改良式根除性乳房切除手術（Modified Radical Mastectomy）

現在也較少使用了。此手術切除的範圍包括：整個乳房、部分胸部肌肉（保留胸大肌）、所有的腋下淋巴結，以及部分脂肪、皮膚（指乳暈及附近皮膚）。以往這種手術方式被視為女性乳癌治療的標準。

改良式根除性乳房切除手術

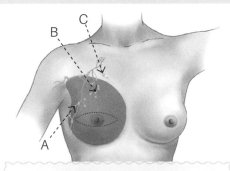

虛線表示皮膚切開的傷口
粉紅色區域為切除的範圍
A 腋下第一階段之淋巴結（level 1）
B 腋下第二階段之淋巴結（level 2）
C 腋下第三階段之淋巴結（level 3）

○ 優點
● 維持胸部肌肉及手臂肌肉的張力，手臂腫脹的情形較施行根除性乳房切除手術輕微。

✖ 缺點
● 乳房被切除，且因淋巴結也被移除的關係，某些病人可能產生手臂腫脹的情況。

3. 單純性全乳房切除手術（Total Mastectomy）

現在也少使用了。單純性全乳房切除手術是用外科方法移除乳房，由於癌細胞的蔓延，有時乳房的腋下淋巴結亦會被切除，可輔以放射線治療。

單純性全乳房切除手術

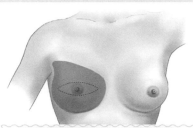

虛線表示皮膚切開的傷口
粉紅色區域為切除的範圍
只切除整個乳房，包括乳暈及附近皮膚，但不做腋下淋巴結廓清術。

○ 優點
● 由於並無切除胸部肌肉，手臂張力沒有減少，大部分的腋下淋巴結還存在，所以手臂腫痛的機率減少，乳房重建較容易。

✖ 缺點
● 如果癌細胞擴散到腋下淋巴結，較不易被發覺，此方法現較少用。

4. 乳房保留手術（Partial or Segmental Mastectomy）

術後加上放射線治療，已被證實與傳統的乳房全切除術，有相同的預後。

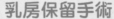

乳房保留手術

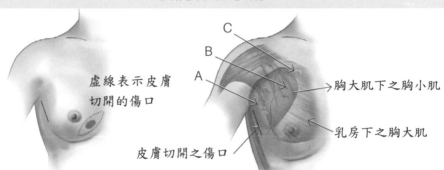

虛線表示皮膚切開的傷口

C
B
A

皮膚切開之傷口

胸大肌下之胸小肌

乳房下之胸大肌

乳房腫塊做較廣範圍的切除，合併腋下淋巴結全部廓清

粉紅色區域為腋下淋巴結廓清的範圍（包括 level 1 及 level 2）

虛線表示皮膚切開的傷口　　粉紅色區域為切除的範圍
A 腋下第一階段之淋巴結（level 1）　B 腋下第二階段之淋巴結（level 2）
C 腋下第三階段之淋巴結（level 3）

⭕ **優點**
- 乳房沒有被移除，保留乳房外形。
- 大部分的乳房可被保留下來，肌肉張力及手臂腫脹的情形能降到最低。

❌ **缺點**
- 如果病患本身為中、小型乳房，則此手術將改變乳房的形狀，與另側乳房不對稱，亦可能因放射線治療導致手臂腫脹。

　　乳房保留手術又稱為「乳房局部切除手術」，適用於乳房腫瘤小於 3 公分，非於乳頭或乳暈下方，而且是無多發病灶的第 I、II 期乳癌患者。部分或選擇性切除，只切除腫瘤及一些正常組織，包括腫瘤附近的一些皮膚、有時與腫瘤相連接的部分胸部肌肉也可能切除，此治療方法要輔以放射線治療，許多外科醫師也會將腋下淋巴結清除，以防止癌細胞的蔓延。

乳房手術觀念大突破，開得大不一定比較好（Bigger is not better）。多年來，乳房保留手術加上術後放射線治療，已經被證實與傳統乳房全切除術，有相同的預後。至於乳房保留手術時腫瘤切除需要有多大的安全距離（surgical margin width）一直以來是許多外科醫師討論的重點。在過去約有 20 ～ 30% 的病人，因為醫師擔心手術安全距離不夠，而接受第二次手術，也造成了病人二次身心的負擔。

而根據美國史隆·凱特琳癌症中心 Monica Morrow 教授的研究分析，因為現代醫學有了良好的全身性治療（**例如：化學治療及荷爾蒙治療**），與放射線治療。手術安全距離無論是 1 毫米、2 毫米或 5 毫米以上，復發機率並無不同。

相反的，隨著腫瘤生物學（tumor biology）的進步，研究發現三陰性乳癌和 HER2 陽性乳癌，無論是接受全乳切除或是乳房保留手術，局部復發（local recurrence）機率都明顯偏高，而這兩種分子亞型的乳癌也正是目前化學藥物與標靶治療藥物發展的重點。

5. 腋下淋巴結廓清術（Axillary lymph node dissection）

腋下淋巴結廓清術，一般清除範圍含第一區（Level 1）即介於胸小肌與闊背肌間淋巴結、第二區（Level 2）即胸小肌下方之淋巴結、第三區（Level 3）即是胸小肌內側處之淋巴結，通常改良型乳房根除術只施行第一區及第二區淋巴結清除，除非胸小肌內側淋巴結有懷疑轉移才施行第三區淋巴結清除。清除過程要保留長胸神經、胸背神經，同時儘可能保留肋間臂神經分枝，術後病人較不會患側上臂麻木感。由於淋巴結之清除，可能產生手臂淋巴水腫，所以手臂側不宜打針或提重物，術後宜及早做手臂復健。

6. 哨兵淋巴結切片手術（Sentinel Lymph Node Biopsy）

<u>為優先考慮的手術方式</u>。所謂「哨兵淋巴結」，乃是指乳癌細胞的淋巴結轉移，絕大多數都依照循序漸進的路線，那麼第一線負責攔截癌細胞的淋巴結就叫做哨兵淋巴結。當然哨兵淋巴結是否遭受癌細胞的侵犯，可以反應剩餘淋巴結的轉移情形。

哨兵淋巴結切片手術

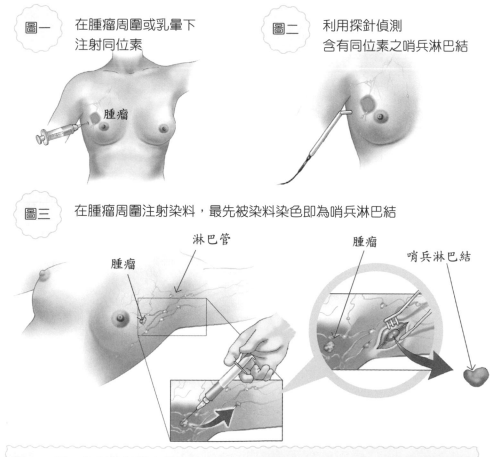

圖一　在腫瘤周圍或乳暈下注射同位素

圖二　利用探針偵測含有同位素之哨兵淋巴結

圖三　在腫瘤周圍注射染料，最先被染料染色即為哨兵淋巴結

圖一、圖二為利用同位素偵測哨兵淋巴結；圖三為利用染料的染色法偵測哨兵淋巴結

（續下頁）

○ 優點	✗ 缺點
● 不需要清除整個腋下的淋巴結，可有效預防患者淋巴水腫的現象。	● 通常摘除的哨兵淋巴結，會初步做冷凍切片或細胞學檢查，如確定無轉移，則不必做全部淋巴結清除，但標本還是會再送病理科檢驗，需一週的時間，報告才會出來，有極小部分報告結果為有癌細胞的感染，病患需再次辦理入院，進行腋下淋巴結廓清手術。

　　數十年來腋下淋巴結廓清一直是乳癌根除手術中不可或缺的一部分，然而，淋巴結廓清會造成超過八成的病人有患側上肢的併發症，包括感覺神經麻痺、腋窩皮下積水、上肢淋巴水腫、疼痛。近年來乳癌治療精緻化觀念成為主流，所有外科醫師開始思考全面腋下淋巴結廓清的必要性，進而轉向以哨兵淋巴結摘取手術為優先考慮的手術方式。

　　目前乳癌患者已從過去的「乳房全部切除」，進步到今日的「局部切除」手術治療，哨兵淋巴結的手術，便是在腫瘤或乳暈下方注射同位素或染料，看看腋下的淋巴結是否已經有癌細胞轉移，若是有需要，才清除已經遭到擴散的淋巴結，如果哨兵淋巴結沒有癌細胞侵犯，則不再像過去一樣需要清除整個腋下的淋巴結。

7. 植入式人工血管

　　為什麼化療患者，需要裝置人工血管？這是因為化療藥物藥性較強，對內徑較小血管內之內皮細胞多少會造成傷害，如果是打周邊血管，每做一次化療就要很小心的施打，要確信確實注入血管內，而周邊血管往往內徑較小、流速較慢；一般而言，對血管內壁都有一些損傷，造成每次化療都有些顧忌，深怕血管外漏，所以需要做人工血管。一般來說，血液流量大的大條血管比較不會受到傷害，所以人工血管透過鎖骨下中央靜脈其血管之最深處要放到右心房的

出口，也就是所有身體血液的回流處，那邊流量最大，幾乎不會造成血管的損傷。

而所謂的植入式人工血管（Port A）就是將此套裝置完全植入人體內，可以作為長期且多次中央靜脈注射用的人工血管及注射座；其作用主要是可以避免病人注射藥物時重覆受靜脈穿刺的痛苦。

植入式人工血管

○ 優點
- 埋在皮下的人工血管注射座容易定位下針，每次進行治療時不用重覆注射靜脈，讓病人接受治療方便又輕鬆。
- 由於藥物可以直接進入中央大靜脈，能很快將藥物稀釋，避免一般注射的血管硬化及藥物外漏，而致使組織壞死的危險。

✖ 缺點
- 裝置血管處盡量不要用力，像是抱小孩、提重物等，以免人工血管滑落到心臟或他處（*此種情形極少見*）。
- 不可以做 360 度大幅度的動作，如打保齡球等，以免人工血管脫落或有其他損傷。
- 完成化療後適情況應盡早拔除，長期置放會增加感染及血栓等風險。經評估如需放置，應每隔 4～6 週返院，由醫護人員以抗凝劑注射沖洗一次人工血管。

✽ 拔除時機

至於人工血管拔除之時機，一般而言在完成化療整個療程後，即可執行。

乳房切除手術的比較

	乳房	淋巴結	適用對象
根除性乳房切除手術	全部切除	腋下淋巴結廓清	以往這種手術方式被視為女性乳癌治療的標準，但因為會切除胸大肌及胸小肌，而造成很多手術後的後遺症，所以現在已經很少使用了。

（續下頁）

乳房切除手術的比較

	乳房	淋巴結	適用對象
改良式根除性乳房切除手術	全部切除	腋下淋巴結廓清	● 腫瘤大小在 3 公分以上,且病灶距離乳頭 2 公分以內的乳癌病患。 ● 乳癌病灶為多發性者。 ● 乳癌復發的高危險群。
單純性全乳房切除手術	全部切除	無	● 乳管內原位癌患者,即癌細胞仍侷限於乳管管內,未侵犯至基底層,算是第零期的乳癌。 ● 多發性病灶或廣範圍者。 ● 零期乳癌且分化不佳又是面皰型者。
乳房保留手術	部分切除	有或無視個人情況	● 腫瘤大小在 3 公分以內,且病灶距離乳頭 2 公分以上的乳癌病患。 ● 對保有乳房外觀期望較大者。 ● 能定期自我檢查且返院門診者。 ● 沒有全身疾病或以前未接受過放射線治療者。 ● 乳癌病灶非多發性者。

乳癌的放射線治療

在臨床上一提到放射線,大家多少都會擔心,基本上與放射線有關的,可分為「診斷」與「治療」兩類。

有關「診斷」方面,在醫院裡包括「放射診斷科」與「核子醫學科」;在「治療」方面,則有「放射腫瘤科」。一般而言,診斷時使用之劑量均較低,包括 X 光、β 射線、γ 射線等,這當中包括一般之 X 光片、電腦斷層,乃至核醫掃描等。

當癌症無法治癒時，放射線治療可以用來縮小癌症的體積，以減輕壓迫、疼痛，及其它的癌症症狀，這個部分屬於緩和照顧，許多接受緩和醫療的癌症病人發現他們的生活品質變得比以前更好了。另外，乳房保留手術術後，仍有保留剩下之乳房，為避免再發病灶，則局部施予放射線治療，並於全乳切除時，如果腫瘤大於 5 公分，或腋下淋巴結有 4 顆以上轉移，則考慮腋下、鎖骨上再施予放射線治療，以防止局部或區域性復發。

什麼是放射線治療？

放射線治療是利用具有穿透力的高能波光束或粒子光束來治療疾病，這些光束稱為放射線。「一般劑量」可用來透視身體，如胸部、牙齒、骨頭的 X 光照片，用以診斷疾病；「高劑量」（ X 光檢查的好幾倍以上的能量）的放射線，則可用來治療癌症或其他疾病。而這些用來治療癌症的放射線是來自於特殊的機器或具有放射線的物質，放射線治療的裝置會把特殊數量的放射線作用於腫瘤或發生病變的部位上。

此外，放射線治療還經常與手術併用以徹底治療癌症，例如在「手術之前」使用放射線治療來縮小腫瘤的範圍，使得癌症組織容易切除；放射線治療也用在「手術後」進行，以阻止殘留的癌細胞繼續生長；醫師也可能選擇手術與放射線治療同時使用，這個過程稱為「手術中」的放射線治療，但目前大部分使用時機均在術後居多。

乳癌放射線的療程

　　乳癌的放射線治療通常是在手術後數週才進行，而所謂的放射線治療是利用高能量的游離輻射線，經由體外直接照射，以達到破壞且終止癌細胞繼續生長的目的。

　　在接受放射線治療前須先進行「模擬定位攝影」，醫師會在病患需照射的部位（**胸部**）皮膚上劃線做記號，由於治療需要高度準確度，放射物理師和放射腫瘤科醫師配合來進行治療計畫之設計，以達到最高的準確度。

　　當病患接受治療時，以仰臥的姿勢，且需手向上舉。這使得 X 光射束能照到整個胸壁，而避免經過手臂。射束也盡可能的避開心和肺，治療的總劑量約為 5000 至 6000 單位，每週照射 5 天，每天一次，每次實際照射時間約 1 到 2 分鐘，會如此頻繁，主要是因為治療期間所釋放的放射線能量（γ 射線）必須依循癌細胞的生理週期，而癌細胞的細胞週期大約是 24 小時，所以每天接受一次照射，可以確保每天都對癌細胞造成一些傷害。

　　一般而言，治療週期是 5 ～ 6 星期，但是如果腫瘤屬早期癌症或病人年齡較大，則可採取短程電療，利用稍高一點的輻射劑量可以在 4 星期內完成治療，此稱為 Hypofractional Radiotherapy，其預後與長期完整之療程結果相同。

　　手術中的放射治療現在也逐漸增加，但是術中放療之使用有其一定之限制，如必須使用於荷爾蒙受體陽性之管腔 A 型，年齡大於 45 歲，腫瘤小於 3 公分之病人，另外其淋巴結必須沒有轉移之情形下，使用術中放療才是較安全之方法。此治療無法百分之百取代術

後輔助性放療，必須檢視最後乳房切除之病理報告來決定，是否可以避免術後放療。

放射線治療的副作用及照護

✳ 副作用

一般患者或女性朋友對放射線治療確實會存有一些錯誤觀念，其實現在的放射線治療技術精進，劑量與位置的掌握準確，所以對於皮膚傷害很小，皮膚反應通常在治療的第三、四個星期開始，持續到治療結束後 2 至 3 週。在放射部位會出現輕微紅腫或顏色變暗，如同曬傷一般，紅腫過後變黑的皮膚會漸漸脫皮，約 2 週至 1 個月後就會漸恢復正常顏色。除非照射部位是頭部，否則不會掉頭髮，大可放心。

另一種常見的副作用為倦怠感，尤其在治療的最後數週最為明顯，所以在治療的過程中應充分的休息，亦可安排適當的活動，如散散步等。

✳ 照護

治療期間最好穿著寬鬆、棉質的衣服，並避免穿胸罩，以免因摩擦而致皮膚受傷，照射部位的皮膚以溫清水輕輕沖洗，再用毛巾輕輕擦乾即可，勿用肥皂、沐浴乳或任何清潔用品，亦不可任意塗抹乳液或使用藥膏，盡量保持該部位的皮膚清潔、乾燥，勿泡澡、游泳或泡溫泉，當感覺皮膚癢時，避免抓癢，以免造成皮膚破皮，皮膚上照射的劃線記號需保持，勿自行洗掉記號或自行描記號。

乳癌的藥物治療

在當今醫學領域裡，乳癌被認為是全身性的疾病，所以藥物治療在乳癌的治療中和手術扮演同樣重要的角色，二者相輔相成，其中包含大家熟知的化學治療，還有特異性極高、效果極佳的標靶治療及荷爾蒙治療，以下就針對化學治療、標靶治療及荷爾蒙治療逐一來介紹。

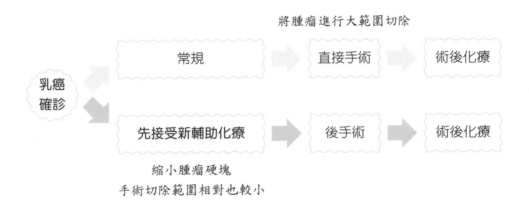

乳癌的化學治療

化學治療即是利用化學物質將體內之惡性腫瘤的細胞，殺死或抑制其增生，經此得使宿主不受到傷害，而達到疾病預防或治療的方法。

在癌症治療的領域，不外乎手術治療、化學治療、荷爾蒙治療、標靶治療及放射線治療等，而化學治療，從早期（1970 年）只針對「轉移性治療」，及至近年演變與進步，漸漸推進到手術後的「輔助性化學治療」（1980 年），而後更推展到手術前就先做「新輔助化學治療」。

　　乳房手術後，再進行輔助性的化學治療是乳癌治療的常用方式。然而部分的乳癌患者，化學治療不一定只在術後進行，亦即局部腫瘤太大或蔓延至皮膚或胸部肌肉的局部晚期乳癌，或是某些手術可切除的乳癌，則於手術前先給予數次的化療，待局部腫瘤縮小再進行手術，這種治療方式即所謂的「新輔助化療」。

　　新輔助化療，對於「局部進行性乳癌」可提供下列好處：

● 有機會免除或減少腋下淋巴廓清術，減少淋巴水腫，減少影響手部活動。

● 減少大範圍切除，有可能使全乳切除轉變為乳房保留手術。

● 維持乳房外觀，增加後續重建的機會。

● 減少手術前潛在癌細胞微量轉移的可能性。

● 對於本來腫瘤太大或蔓延至皮膚造成潰爛，或波及胸肌造成固定不動等不適合馬上手術的患者，可以採新輔助化療，讓腫瘤縮小後，再切除腫瘤。

● 新輔助化療可以消除肉眼看不到而擴散在身體其他器官的癌細胞顯微轉移（Micro-metastasis）。

● 而在這幾年新輔助化療更因為其所造成之治療效果，如產生病理完全反應（Pathological Complete Response，pCR）的時候，病人會有較佳的預後，因此現在對於腫瘤大於 2 公分以上的 HER2 陽性或三陰性之乳癌病人均積極採用此一方式，也因此另外命名為新輔助化療（Neoadjuvant Chemotherapy），與術後所採用之輔助性

化療做區分（Adjuvant Chemotherapy），而使用新輔助化療的程序中能預知用藥對癌細胞之作用是否有效，因此也可以作為在術後輔助性化療藥物之選擇。

❋ 口服化療—方便選擇

口服化療不但方便有效，還能降低負擔，提高生活品質。以台灣的統計來說，乳癌的發生年齡普遍較歐美人士年輕，且通常為兼具有家庭經濟壓力的職業女性，因此即使已經罹患癌症，也無法放棄工作，往返醫院治療的過程，無論是患者的身體狀況，抑或者是交通費用的負擔，都是非常沉重的，家人請假陪伴，更是影響了家人的生活！

另依據「財團法人乳癌防治基金會」所做的一項問卷調查，顯示乳癌病友除了在意治療結果之外，最在乎的前三個事項，依序為：化療中的副作用（掉髮）、健保是否給付醫療費用，以及為家人帶來的負擔與困擾！而這些問題，口服化療皆可部分緩解。

現今，許多口服式藥物的療效已與針劑的療效相同，溫諾平（Navelbine）就是最明顯的例子之一。另外，使用已久的截瘤達（Xeloda）、友復膠囊（UFUR）口服藥與注射用好復（5-FU）亦屬於同類成分。根據歐美的調查顯示，口服劑型的化療藥物約可節省病患 2／3 的醫療時間，因此若療效一樣，約有七成的病人會選擇口服化療，也無怪乎口服抗癌藥也成為各個藥廠研發的重點之一。

口服乳癌化療用藥的發明為癌症患者帶來方便，對轉移性乳癌病患及家屬是另一種選擇，不但可節省交通費用及看診時間，副作用低、療效一樣好，也能免除患者對針劑的恐懼。

❋ 新一代化學治療藥品

紫杉醇類藥物是治療乳癌的重要化療藥物，傳統可分為太平洋紫杉醇（Paclitaxel）及歐洲紫杉醇（Taxotere），這兩種藥物對乳癌之治療均有成效。但是這兩種藥物副作用如脫髮、嘔吐、白血球下降之副作用較大，因此美國 FDA 已批准了亞伯杉注射劑（Abraxane，Albumin-Bound Paclitaxel）用於治療轉移性乳腺癌的新藥申請。Abraxane 是以血清中富含的白蛋白（Albumin）包覆活性成分太平洋紫杉醇（Paclitaxel），是第一個非溶解奈米白蛋白結合化療藥物，利用奈米白蛋白載體過大無法通過的原理，避免毒性藥物被送往正常組織，因而殺死正常細胞引發嚴重的副作用。在腫瘤組織內，腫瘤新生血管的發育不完整，而有許多孔洞能使奈米白蛋白載體通過，Abraxane 藉由此原理被送入癌細胞，達成治療目的，同時減少副作用。

❋ 抗癌發展待克服的議題

(1) 三陰性乳癌預後不佳，未來新的化療及免疫治療應是治療的方向。

(2) 治療效果佳的病患，研究如何進一步降低治療伴隨的副作用、治療花費及縮短治療期程。

(3) 將來更精準的基因檢測有待發展。

❋ 化療藥物造成抗藥性的原因

早期的病灶通常會利用手術來移除，輔以化學治療或是放射線治療。另外也會藉由臨床檢查的結果，決定需不需要其他治療（如荷爾蒙治療或是標靶治療等）。

晚期的病灶則是以化學治療為主，是否產生抗藥性，主要也是針對這個族群。晚期患者的化學治療都是以 MTD 為主要概念，所謂 MTD 指的是「最大忍受劑量」，因為我們想利用化療藥物將所有的癌細胞殺死，就必須盡可能的提高劑量，但實際情況多不如預期，沒有被化學治療藥物殺死的癌細胞，重新生長，造成疾病惡化，就可說是已產生抗藥性。

除此之外，癌細胞是快速分裂的細胞，極有可能在分裂當中，基因的變化衍生出對特定化療藥物有抗藥性。

❋ 改善化療藥物造成抗藥性的方法

醫學上的研究不斷尋找效果更好的第一線治療，甚至一開始就直接使用兩種或兩種以上的藥物組合來治療癌症，除了希望能有更好的療效外，避免抗藥性也是一個重要的因素。

關於改善化療藥物造成抗藥性問題，新近的「節拍器式低劑量化療」（Metronomic low-dose chemotherapy）觀念引進，則提供了前文 MTD「最大忍受劑量」不一樣的想法，其治療模式並非針對腫瘤，而是藉由阻斷腫瘤的新生血管，阻隔腫瘤生長所需養分供應，主要的理論基礎是腫瘤的生長一樣需要經由血管提供養分，這些血管也是必須經由細胞分裂才能長出分支，所以維持血液中穩定的化療藥物濃度，可以讓血管無法新生，更讓腫瘤得不到養分，進而減緩疾病的惡化。

簡單地說，傳統化療 MTD「最大忍受劑量」只注意到細胞毒殺的作用與劑量不足所導致的抗藥性，沒有注意到支持腫瘤細胞的血管新生系統，這個腫瘤的後勤補給系統。所謂節拍器式化療，它的

目標不是腫瘤，而是新生的血管，特色是可使用低劑量、定期、在很短的時間內重複地給化療藥物，有如鐘擺的規律，一拍一拍的，化學藥物不斷的投入，維持血液中固定的濃度足以抑制血管新生。

「節拍器式低劑量化療」劑量遠比 MTD「最大忍受劑量」來的低，有更持久性的抑制腫瘤生長效果，減少產生抗藥性，可想而知，副作用也會相對降低。

目前最常被用於乳癌「節拍器式低劑量化療」的藥物為癌得星（Endoxan）與滅殺除癌（Methotrexate）；此外，專門抑制血管新生作用的標靶治療藥物癌思停（Avastin）是目前許多「節拍器式低劑量化療」的研究重點。

❋ 提升乳癌患者在化學治療期間的生活品質

乳癌患者在治療時期常因副作用所帶來的不適，降低治療意願以及生活品質。一般而言，癌症化學治療的副作用不外乎噁心、嘔吐、落髮、口腔潰瘍、腹瀉、白血球、血色素及血小板低落、食慾不振、疲倦等。

目前噁心、嘔吐、血球低落的副作用，有專門針對化療引起的副作用的藥物（新型止吐藥物如 Aloxi 或 Emend 及升血球激素等）可以有效改善；改變給藥方式（如太平洋紫杉醇單週給藥取代傳統 3 週給藥），不影響療效，更可有效降低副作用。

而隨著製藥技術不斷進步，微脂體包覆的藥物，如微脂體小紅莓，提供了相同療效，而且不容易對病人產生心臟毒性，利用微脂體包覆的新技術，可使傳統小紅莓準確進入腫瘤組織，然後釋放，大量

減少傳統化療藥對正常組織的傷害，降低化療後的掉髮機會，讓患者不會因為治療時外觀的改變，擔心外界異樣的眼光而拒絕治療。

近年來口服化療藥的成功研發，除了有相同的療效，副作用低、便於患者居家服用、避免醫院奔波之苦及住院花費、減少化療靜脈注射的併發症等，大大改善化療品質。此外生物療法——癌細胞生長受體抑制劑或是血管形成抑制劑，更是乳癌治療的新發展，少了許多傳統化療的毒性，達到降低癌症的復發率以及提升患者的存活率。

而一般患者在治療時，常因食慾不振、體力衰弱，使病人治療意願大打折扣，需要更多時間休息，不過休息不代表不能活動，研究顯示，少量、漸進的適度運動可以促進體能，減少治療後的虛弱感，且只要能活動，對於食慾、情緒及睡眠品質都能獲得改善，身心的壓力都可以被釋放，運動可以改善生活品質，不僅只是生理，還有心理層面。

病患在運動中感覺得到自己有體力，並且了解「我的身體沒有想像中的那麼糟」，抗病的信心會增強，面對疾病的壓力也就能獲得緩解。積極、樂觀的面對，癌症治療將不再是痛苦煎熬的漫漫長路了。

關心與叮嚀

目前在化學治療的領域中，進展可說是一日千里，在乳癌的化學治療中不論是輔助性化學治療亦或是新輔助化學治療，採用多種藥物合併使用的化學治療，能確實提供療效，且降低副作用；而提升療效的原理，主要在於癌細胞是體內原本正常的細胞經由多重步驟轉變而成，所以多項藥物的合併使用，可集合作用機轉不同的藥物，使藥物產生加成或協同作用，達到最大療效，存活率也相對提高。

隨著醫學的進步，化學治療藥劑除了傳統的針劑外，現在還有口服型的製劑可供選擇。

化學治療藥物注射方式與口服方式比較表

		注射劑	口服藥
常見副作用	掉髮 噁心、嘔吐 口腔炎	常見	較少有
	合併症	需安置人工血管，故較會發生合併症的機會	不需安置人工血管，故較少發生合併症
	治療地點	每1至3週 需前往醫院注射	門診或在家口服
	費用	若符合健保條件，有給付，但需額外花費往返醫院及請假費用	若符合健保條件，有給付，可省去往返醫院及請假費用
	效果	佳	與注射效果相當
	每次治療時間	1到4小時	1分鐘
	治療週期	大部分藥物每3週施打一次	• 溫諾平（Navelbine）：每週吃1次，連續2週後，休息1週。 • 截瘤達（Xeloda）：每天吃2次，連續吃2週，休息1週。
	治療期間整體生活品質	治療期間整體生活品質**較差**	治療期間整體生活品質**較好**

※ 註：溫諾平與截瘤達為乳癌口服化學治療藥物中較常使用之用藥，以上比較並不表示口服化療藥物可以完全取代所有注射型化療藥物（輔助治療仍以針劑劑型為主）。

常用化學治療藥物比較表

	Epirubicin 泛艾黴素 （小紅莓）	Lipo-Dox 力得微脂體 （小紅莓）	Taxol 汰癌勝 （太平洋紫杉醇）	Taxotere 剋癌易 （歐洲紫杉醇）
施打週期	每 3 週 注射 1 次	每 3 週 注射 1 次	一般每週 注射 1 次	一般每 3 週 注射 1 次
常用搭配 藥物組合	● 泛艾黴素 Epirubicin ● 癌得星 Cyclophos-phamide ● 好復 Fluorouracil （5-FU）	● 微脂體小紅莓 Liposomal Doxorubicin ● 癌得星 Cyclophos-phamide ● 好復 Fluorouracil （5-FU）	● 太平洋紫杉醇 Paclitaxel ● 健擇 Gemcitabine	● 歐洲紫杉醇 Docetaxel ● 泛艾黴素 Epirubicin ● 癌得星 Cyclophos-phamide
白血球減少 （每三週施打者）	第 10 到 14 天降 到最低	第 10 到 14 天降 到最低	第 8 到 11 天降到 最低	第 7 到 10 天降到 最低
掉髮	約 70%	＜ 10%	約 70%	約 70%
噁心嘔吐	常有	少有	常有	常有
口腔炎	常有	少有	常有	常有
過敏現象	輕微	輕微	常有	輕微
心臟毒性	常有	輕微	常有	常有
體液滯留	少有	少有	少有	常有
周邊神經毒性	少有	少有	常有	少有

關心與叮嚀

● 個人化治療中的手術，是乳癌中不可或缺的一環，但是現代手術已經不像過去開的這麼大，反而是以保存乳房為主流，而淋巴結之清除也以保守為原則。

● 乳癌的治療原則，主要是手術及化療及放射治療，現今有所謂新輔助化療是指在某些病人於手術前先做化療讓腫瘤縮小後再手術，而放射治療也進步到某些病人可以更低劑量完成治療，所以現在的治療相較以前更顯個人化且降低副作用，以不同方式完成乳癌之治療。

豆知識

● cDNA 微陣列（cDNA-microarray）：使用特殊設計晶片，檢測樣本的基因組 DNA，作為基因型別鑑定。

● 最大忍受劑量（Maximal tolerated dose，MTD）：是指藥物在臨床試驗中不引起實驗動物死亡的最大劑量或濃度。

3-1-1「整形式乳癌切除手術」與「全乳房重建手術」

- 有些乳癌姊妹於乳房切除術後，可能面臨心理或社交，甚至生活品質的衝擊，乳房重建可協助恢復信心。

- 手術前需與醫師充分溝通（建議帶親人一同就診），確實了解手術相關資訊後，再做決定。

- 需以完成「乳癌治療為優先」，不可因乳房重建手術影響乳癌治療。

- 乳房重建，不會影響乳癌復發或轉移。

- 廣義乳房重建手術分為：
  1. 乳房局部切除後→整形式乳癌切除手術（Oncoplastic Breast Surgery）。
  2. 乳房全部切除後→全乳房重建（Total Breast Surgery）：可選擇外來植入物或自體組織重建。

前言

一般而言，大部分施行乳房切除術的病友，可以接受乳房重建手術，除非已經證實或懷疑身體他處已有轉移的跡象。「乳房局部切除手術」與「乳房全部切除手術」後的乳房重建，是兩套不同的手術概念。

病友接受「乳房局部切除手術」（Partial Mastectomy）後，術後的乳房有一大部分組織仍存在，若考量乳房變形幅度較大時，可

以在乳癌切除時，同時結合整形概念之方式來進行，稱為「整形式乳癌切除手術」（Oncoplastic Breast Surgery），此時可用剩餘乳房重新排列出乳房形狀，或是使用乳房附近組織來填補缺陷的部分，以提供較佳之乳房外觀。

「乳房全部切除手術」（Mastectomy）後，因為乳房組織已經全部切除，所以要進行「全乳房重建」（Total Breast Surgery），完整的乳房重建包括乳房小丘、乳頭與乳暈三個部分，其中以乳房小丘之重建為主要重點，方式可分為外來植入物重建手術，或是自體組織重建手術，依照乳癌分期與病友需求來做選擇，唯有自體組織移植手術較為複雜，自費費用較高。

乳房重建的兩個時機

立即重建 （immediate breast reconstruction）	延遲重建 （delayed breast reconstruction）
乳房部分切除手術同時，就進行乳房重建，醫師在切除乳房時，可以保留乳房原有皮膚，使得重建後之乳房能夠保有原有乳房之皮膚與外型，更為自然美觀。 　立即重建的好處是，心理調適較容易、住院天數減少、術後疼痛減少、與節省醫療費用，以及重建手術較易進行、與重建後乳房外觀較接近原有的乳房外觀。	在乳房切除手術一段時間後（一般是術後二年、沒有乳癌復發的情況下），感到有重建的必要時，所施行的重建。 　延遲性乳房重建一般比立即性的乳房重建，稍微來的困難一點，主要原因是原有乳房皮膚因攣縮而不足、疤痕組織沾黏、吻合血管的選擇比較少等問題，也比較難重建出乳房原有外觀與皮膚的質感。

乳房局部切除後之乳房重建——整形式乳癌切除手術（Oncoplastic Breast Surgery）

病友接受「乳房局切手術」（「乳房局部切除手術」；Partial Mastectomy）後，乳房會變小，若乳房變形幅度不大，不需再做重建整形手術；但若乳房變形幅度大時，則考慮結合整形概念之乳癌切除手術，稱為「整形式乳癌切除手術」（Oncoplastic Breast Surgery），可以提供較佳之乳房外觀。（表 1）

表 1：《整形式乳癌切除手術》vs《全乳房重建手術》

手術方式	整形式乳癌切除	全乳房重建
適合對象	乳房部分切除	乳房全切除
實施方法	● 特殊設計之皮膚切口 ● 乳房組織移位手術 ● 乳房提升手術 ● 局部皮瓣手術 ● 乳房縮小手術	● 植入義乳 ● 植入自體組織：多數採用腹部皮瓣
自然程度	大部分乳房組織仍在，重建之乳房呈現自然外觀	● 義乳：重建之乳房呈現義乳形狀 ● 自體組織：重建之乳房呈現自然外觀
手術時間	0.5 ～ 2 小時	● 義乳：1 ～ 2 小時 ● 皮瓣：6 ～ 10 小時
費用	約 6 ～ 8 萬	● 義乳：10 ～ 15 萬 ● 皮瓣：25 萬

※ 各項重建方法的費用，並無「公定價」，表中所列價格，會因各醫院而有差異。

❋ 基本的手術概念與選擇

因整形式乳癌切除手術種類繁多且較為複雜,簡單分四大類型。

1 特殊設計之皮膚切口(designed skin incision)

經由特殊設計之皮膚切口,切除
腫瘤組織:如蝙翼狀切口、乳暈周圍
甜甜圈狀切口,再將乳房組織重新排
列出完整乳房形狀,傷口縫合後之疤
痕較美觀。

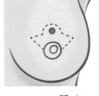 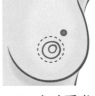

▲ 蝙翼狀　　▲ 甜甜圈狀

2 乳房組織移位手術(simple volume displacement)

將剩餘乳房組織與底下胸壁分開,利用傷口附近乳房組織移位,填補
乳房缺陷,再重新排列成乳房外形。

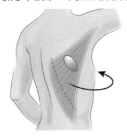 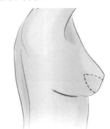 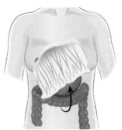

※ 另外也可選擇從背部、腋下或腹部的皮瓣(local flap)來進行移植。

3 合併乳房組織移位/皮瓣轉位手術與義乳(implant)植入手術

當乳房切除比例太多時,剩餘乳房體積不足時,可加上義乳
(implant)來增加乳房體積,達到術後兩側乳房對稱之效果。

- 矽膠義乳(cohesive silicone gel implant;袋內填充矽膠)
- 鹽水袋義乳(saline implant;袋內注射生理食鹽水)

4 乳房縮小手術(reduction mammaplasty)

若原本乳房體積較大、且下垂之乳房,可以考慮兩側乳房都實施乳房
縮小手術(reduction mammaplasty),在縮乳同時也切除乳癌組織。

有關「整形式乳癌切除手術」，你需要知道

手術對象	較適合	● 乳癌腫瘤在 3 公分以下者
	較不適合	● 腫瘤大於 3 公分者
		● 或屬於多發性乳癌病灶者
		● 乳房攝影顯示廣泛性的鈣化
		● 發炎性乳癌（inflammatory breast cancer）
		● 無法接受電療
手術時機	立即性重建	● 大部分
		● 乳房部分切除手術同時進行乳房腫瘤整形術
		● 術後可有較完整乳房外觀
	延遲性重建	● 少部分
		● 乳房切除後一段時間，有疤痕凹陷、乳房扭曲變形的困擾
		● 情況較複雜需諮詢乳房／整形外科醫師
術後的乳房外觀		● 兩側乳房大小雖然有些差別，但不影響穿衣服後之外觀
		● 手術保留乳溝及下乳線，有助穿衣服美觀
		● 脫掉衣服會看見疤痕
與傳統全乳房重建差異		● 保留神經，術後乳房、乳頭仍有比較正常感覺
		● 有助維持病友生活品質
手術時間		● 約半小時至二小時，術後恢復約需一周
手術費用		● 自費，健保不給付
		● 費用約 6 ～ 8 萬
		● 屬於新發展領域，各家醫院尚無統一收費標準

精準醫療──個人化治療

3-1 乳癌的個人化治療

乳房全部切除後之乳房重建——
全乳房重建（Total Breast Reconstruction）

為了術後容易穿胸罩、維持穿衣後之乳房外觀，可以選擇乳房重建手術。

乳房重建手術可分為：1.外來植入物重建手術；2.自體組織重建手術（如下圖及第106頁表2）。

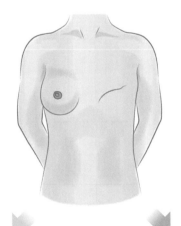

> **如果乳癌術後需要放射治療時**
> 乳房重建手術以植入物重建手術為主，一般先進行擴張器（expander）置入手術，定期於門診注射生理食鹽水以擴張乳房皮膚，於放射治療完成後，之後再選擇進行義乳（implant）置入手術，或是進行自體組織重建手術。

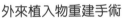

外來植入物重建手術

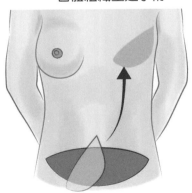

自體組織重建手術

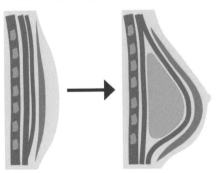

※ 依照乳癌分期與病友需求作選擇

�֎ 植入物重建手術

優點是手術過程比較簡單，手術時間比較短，約一至二個小時，自費費用較少。

植入物重建手術，可分為一階段型重建與兩階段型重建：

● 一階段型重建：手術時直接置入義乳在乳房切除後，剝離出胸大肌上或胸大肌下的空間，再置入義乳。

● 兩階段型重建：手術時先置入擴張器（expander），術後定期回門診注射生理食鹽水至擴張器，以擴張乳房皮膚，並陸續增加擴張器體積至乳房皮膚有滿意尺寸，之後再接受義乳置換手術。

✖ 植入物重建手術可能的風險

在植入物重建手術前，乳癌病友必須與醫療團隊充分討論，了解可能的風險：

● 可能產生夾膜攣縮、變形、感染、傷口癒合緩慢、擴張器或義乳破裂或滲漏等情況。

● 重建乳房的尺寸、形狀、觸感也會與自然乳房不同。

> **義乳的選擇，主要有兩種**
> 1. **矽膠義乳**（cohesive silicone gel implant）：優點是比較柔軟，重建之乳房外觀不會消失，外觀有波浪狀凹陷之機率較少。
> 2. **鹽水袋義乳**（saline implant）：手術中需再注射生理食鹽水。缺點是若外膜破了，流失之生理食鹽水雖不會引起不良反應，但是重建之乳房外觀也會消失。

表 2：「乳房全切手術」（Mastectomy）後之乳房重建手術比較表

手術名稱	義乳（Implant）植入	「莖蒂」腹部腹直肌皮瓣重建（Pedicle TRAM flap）
手術時間	1～2 小時	4～6 小時
手術方式	● 一階段型重建：一次完成義乳植入 ● 兩階段型重建：分兩次完成 第一次：植入擴張器 第二次：取出擴張器、並植入義乳	將腹部皮瓣（包含腹直肌肌肉）經由上腹部的皮下隧道轉移至胸部，不需顯微血管吻合手術。
優點	● 手術時間短。 ● 穿衣服下之雙側乳房外觀可達到對稱。	● 重建之乳房觸感柔軟、外觀較自然。

※ 各項重建方法的費用，並無「公定價」，表中所列價格，會因各醫院而有差異。

乳房植入物相關的間變性大細胞淋巴瘤（BIA-ALCL）

BIA-ALCL 是 一種很罕見的 T 細胞淋巴瘤，在手術數年後發生於義乳周圍之淋巴瘤。

相關文獻指出， BIA-ALCL 發生率很低，平均發生時間為植入義乳後 8 至 10 年。大都發生在植入紋理面（絨毛面或粗糙面）義乳之病人，台灣醫療院所目前沒有使用此類型義乳。

乳房植入物術後，若發生不明原因之積液、乳房腫塊或淋巴腫大，應徵詢乳房外科醫師、或整形外科醫師來診斷治療。

游離腹部腹直肌皮瓣重建 （Free TRAM flap）（圖 A）	游離腹部穿通枝皮瓣 （Free DIEP flap）（圖 B）
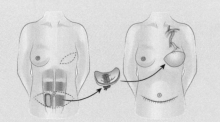	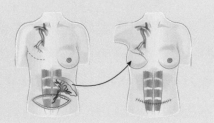
6～10 小時	6～10 小時
將腹部皮瓣（包含腹直肌肌肉）連同血管轉移至胸部後，再進行顯微血管吻合手術，以提供血流給皮瓣，其後需要監測皮瓣血流約 5 天。	將腹部皮瓣（不包含腹直肌肌肉）連同血管轉移至胸部後，再進行顯微血管吻合手術，以提供血流給皮瓣，其後需要監測皮瓣血流約 5 天。
• 重建之乳房觸感柔軟、外觀較自然。	• 重建之乳房觸感柔軟、外觀較自然。 • 保留腹直肌肌肉，術後不會有腹部無力。

自體組織重建手術

利用身體其他部位（如：腹部、背部與臀部等脂肪或肌肉較發達的地方）的組織進行重建。

○ 優點
　　重建乳房的形狀與自然乳房相似，乳癌病友的長期滿意度比較高。

✗ 缺點
　　過程較複雜，手術時間較長（約六至八個小時），自費費用較高。

✿ 自體組織重建手術分類

自體組織重建手術，可分為「局部皮瓣重建手術」與「游離皮瓣重建手術」，目前以後者為主。

● **局部皮瓣重建手術**：手術過程較簡單，但是提供的組織體積較少，無法適用於乳房較大的病人；主要選擇有「莖蒂」腹部腹直肌皮瓣（Pedicled TRAM flap），或是「莖蒂」背部闊背肌皮瓣（Pedicled LD flap）來進行乳房重建手術。

莖蒂腹部腹直肌皮瓣　　　　　莖蒂背部闊背肌皮瓣
（Pedicled TRAM flap）　　　　（Pedicled LD flap）

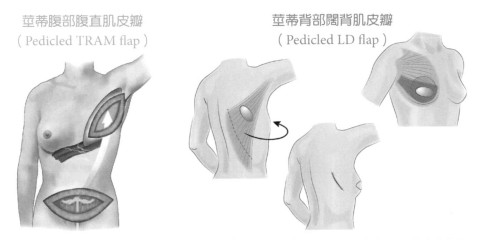

※ 常因皮瓣容量不足，需要在皮瓣下再放置義乳。

● **游離皮瓣重建手術**（Free flap surgery）：利用顯微手術（micro-surgery）技巧，在手術顯微鏡下，執行微細血管之吻合，過程比較複雜，但手術成功率高，後遺症少，提供的組織體積較多，可以適用於乳房較大的病人，重建後的乳房比較自然；主要選擇有游離腹部腹直肌皮瓣（Free transverse rectus abdominis myocutaneous flap；Free TRAM flap；帶著腹直肌）來進行乳房重建（圖 A），術後脂肪壞死比率較低，但會犧牲腹直肌，腹部疝氣（ventral hernia）比率較高；或選擇游離腹部穿通枝皮瓣（Free Deep inferior epigastric perforators flap；Free DIEP flap；不帶腹直肌）（圖 B），術後脂肪壞死比率較高，但是不會犧牲腹直肌，腹部疝氣比率較低。自體組織重建手術之併發症，包含出血、血清腫（seroma）、感染、部分或全皮瓣壞死、腹部後遺症（如疝氣、腹部無力）、傷口裂開等。

❋【自體組織重建手術前】需要主動告知醫師之事項

● 有血液凝血功能不良之傾向。

● 正在使用阿斯匹靈、維他命 E、可邁丁（Warfarin）等影響血液凝固的藥物。

● 有糖尿病、高血壓、心臟病、血管硬化等慢性疾病。

● 有疤痕增生體質。

● 有吸菸、喝酒習慣。

● 有藥物過敏。

● 過去曾接受手術。

● 有抽菸者，先戒菸一個月，因為吸菸會抑制皮膚之血流，影響傷口癒合。

❋【自體組織重建手術後】復原期可能出現的問題

● 不舒服感約於術後 24 ～ 48 小時內發生，之後慢慢減少。

● 禁止抽菸，或聞到二手菸，因為吸菸會造成血管收縮。

● 重建的乳房會有腫脹及瘀血，於術後一星期開始消退。

● 術後，依醫師指示穿戴胸罩。

● 引流管一般於術後 1 至 2 週內移除，若引流液體量大於每天 30C.C.，需多引流幾天，只要每天記錄引流量及倒掉引流液即可。引流管可在門診時由醫師拔除。

● 傷口上有敷料覆蓋，通常不需要換藥；傷口上的縫線，於術後 2 至 3 週內於門診拆線。

● 術後 7 日內可以淋浴洗澡。

❋【自體組織重建手術的可能風險】依病友身體的體質與及手術複雜程度而異

A 「莖蒂」背部 闊背肌皮瓣 (Pedicled LD flap)	• 血清腫 (seroma):約 10 ～ 30%;若發生則需較長期的引流 • 背部麻或緊:約 50%;術後的復健可改善與降低嚴重度 • 部分或全皮瓣壞死:< 1%
B 「莖蒂」腹部 腹直肌皮瓣 (Pedicled TRAM flap)	• 部分脂肪壞死:約 5 ～ 30% • 部分皮瓣壞死:約 3 ～ 15% • 腹部後遺症 (如疝氣、腹部無力):約 3 ～ 15%,可能需要腹壁筋膜重建手術 • 腹部傷口較痛
C 游離腹部 穿通枝皮瓣 (Free DIEP flap)	• 部分脂肪壞死:約 2 ～ 3% • 傷口裂開:約 2 ～ 3%;需長期換藥,可能需要清創手術 • 部分皮瓣壞死:約 1 ～ 2% • 全部皮瓣壞死:約 1 ～ 2% • 腹部疝氣:< 1%;可能需要腹壁筋膜重建手術
D 任何手術皆可能有感染與出血之併發症	

※ 若出現組織(皮瓣、脂肪等)壞死的情況,則可能需要進行清創手術。

大網膜皮瓣重建 (Omental flap Reconstruction)

　　以腹腔鏡手術獲取腹腔大網膜皮瓣來做乳房部份切除甚至全切除手術乳房的重建。優點是自體組織且可填補乳房任一象限的腫瘤

切除，由於腹腔鏡手術的成熟發展，所以併發症很少。缺點是不易於術前掌握皮瓣的大小。

替代方案

- 未選擇乳房重建手術，並不會影響乳癌治療或存活率。
- 也可以選擇穿戴體外義乳。

○ 優點	✖ 缺點
多為矽膠材質，對皮膚刺激很小。可隨己意決定穿戴大小、不需承擔手術風險。	需每天更替與穿戴，劇烈活動時有走位的可能，義乳表面物與皮膚摩擦易有濕疹，不穿衣服時仍有明顯乳房變形或缺損等等。

結語

- 基本上，乳癌治療是以治療乳癌為主，而不是以乳房重建為主，乳房重建是包含在整個治療計畫之中。乳癌病友要選擇「乳房局切手術」或「乳房全切手術」，屬於乳癌治療的考量，是由乳房外科醫師與病人溝通後，再來做判斷。

- 乳癌病友在考慮乳癌切除後乳房重建時，應與乳房外科醫師及家人討論，先考慮是否為早期乳癌，因而適合乳房重建手術，之後再就手術時機與手術方式，與醫師討論。上述手術時機與手術方式的優缺點，與統計數據，可供做決定時之參考。

- 美國婦女健康與癌症權益法案於 1998 年明文規定，保險項目需包含乳房切除術後的乳房重建，故美國乳癌病友接受乳房重建的

比率較高，美國乳癌病友於乳房切除後選擇之乳房重建方式，以外來植入物重建手術為主，其次才是自體組織重建手術（表 3）。

乳房重建需自費，選擇使用一階段型重建直接置入義乳的乳房重建，所需的費用約為新台幣 10 萬元；選擇使用二階段型重建先置入擴張器再置換義乳的乳房重建，所需的費用約為新台幣 15 萬元；而選擇使用自體組織移植的乳房重建，所需的費用約為 25 萬元。故在經濟負擔上較為沉重。

表 3：美國整形外科醫學會之「乳房全切手術」
（Mastectomy）後乳房重建術式統計

年份	2011	2010	2009	2008
總人數	96,277	89,744	86,424	79,458
腹部腹直肌皮瓣	6,948（7.2%）	6,758	9,327	9,987
腹部穿通枝皮瓣	6,845（7.1%）	5,118	4,424	6,018
背部闊背肌皮瓣	6,058（6.3%）	6,335	6,598	7,614
直接義乳	6,510（6.8%）	9,452	9,097	5,128
先擴張器再義乳	69,916（72.6%）	62,081	56,978	50,711

3-2 乳癌的標靶治療

● 「標靶治療」是藉由某些特定的基因表現，作為治療的標靶，透過鎖定這些標靶加以攻擊，不僅治療效果更佳，也較不會傷害到其它正常細胞，使副作用降低，提升患者的生活品質。

● 乳癌病患中有 20 ～ 30% 被發現有 HER2 過度表現之現象，過去 HER2 乳癌被視為不好治療的腫瘤，目前由於標靶藥物的進步，提供乳癌 HER2 接受體陽性患者更有效的治療，預後明顯改善。

隨著癌症分子生物學及基因體醫學的進展，乳癌的預防、診斷及分類都有許多新的進展，由於每個癌症病人的基因表現及預後因子各有差異，在治療上，需量身訂做，個人化的癌症治療應運而生。

所謂的「標靶治療」，是藉由某些特定的基因表現，作為治療的標靶，透過鎖定這些標靶加以攻擊，不僅治療效果更佳，也較不會傷害到其它正常細胞，使副作用降低，提升患者的生活品質。例如陽性反應的 HER2 接受體，就是一個重要的生物標記。

HER2 是什麼？

HER2（Human Epidermal Growth Factor Receptor 2）是第二型人類表皮生長因子接受體，是 HER2 基因的蛋白質產物。HER2 是正常細胞都會有的基因可幫助細胞生長。

在正常情況下，HER2 基因一般有兩對，在細胞膜表面製造少量的 HER2 接受體蛋白，這和細胞成長及正常分裂有關。

在某些情況下，HER2 基因會過度表現（overexpression），製造過多蛋白，刺激細胞分裂加速細胞成長。

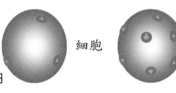

HER2 蛋白質正常表現

細胞

細胞表面表現 HER2 蛋白　　　　　　　　　　　　　HER2 蛋白質表現過量

乳癌患者中平均每 4 位就有 1 位 HER2 陽性乳癌，其代表的意義如何？

HER2 陽性乳癌細胞的第 17 對染色體內有過多的 HER2 基因。

HER2 陽性乳癌，其惡性度、侵略性、復發及轉移機率高。	對一般治療如化療、荷爾蒙治療較有抗藥性，但對小紅莓治療有效。
對於賀癌平（Herceptin）標靶治療較有效。	對於賀疾妥（Perjeta）＋賀癌平（Herceptin）合併雙標靶治療更有效。

HER 家族

有 HER1、HER2、HER3、HER4 四種。在人體細胞內 HER2 會與自我或其他家族成員，組成兩個一組的「雙體結構」引發細胞產生癌化反應。其中 HER2：HER3 二聚體結合啟動最強的致癌訊息。

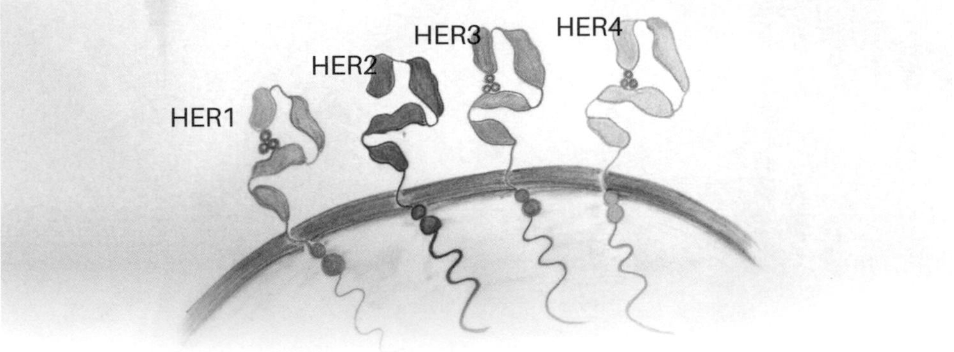

標靶治療和化學治療的差異性

化學治療	標靶治療
• 無法辨識是正常或腫瘤細胞	• 只攻擊腫瘤細胞
• 會同時傷害正常細胞	• 對正常細胞傷害較少
• 副作用，多如掉髮、白血球數量下降、貧血、腹瀉、口腔破皮等等	• 副作用較少

✽ 標靶治療使用原則

一般還是應優先考量以化療或抗荷爾蒙藥物併用。

這種針對癌細胞 HER2 的標靶治療，必須以乳癌細胞有 HER2 基因過多，或有 HER2 過度表現為前提，否則冒然使用徒增藥物毒性副作用。

因此，如何準確的檢測乳癌 HER2 的表現乃是最大關鍵。

在乳癌病患中有 20 ～ 25% 被發現有 HER2 過度表現之現象，因擁有 HER2 基因的能力，受到體內癌細胞的 HER2 基因過多的影

如何檢測 HER2 陽性乳癌？

方法	優點	結果
免疫化學染色法（IHC）	時間短快速得到結果	• IHC 0：HER2 陰性 • 未觀察到染色，或少於 10% 的細胞染色，表示 HER2 蛋白質未過度表現。 • IHC 1+：HER2 弱陽性 • 超過 10% 細胞顯示輕微程度的染色，表示 HER2 蛋白質未過度表現。 • IHC 2+：HER2 弱陽性 • 超過 10% 細胞顯示中等程度的染色，表示為 HER2 蛋白質可能過度表現，需要加測螢光原位雜交法（FISH）。 • IHC 3+：HER2 陽性 • 超過 10% 細胞顯示強烈程度染色，表示為 HER2 蛋白質過度表現。（HER2 陽性）
螢光原位雜交法（FISH)	量化檢測，準確度高	• HER2 陰性 • 染色後，細胞螢光亮點平均分佈者，表示 HER2 基因正常，即 HER2 陰性（HER2-）。 • HER2 陽性 • 染色後，橘色螢光亮點比綠色亮點，超出 2 倍者，表示 HER2 基因過度表現，即 HER2 陽性（HER2+）。

響，而變得窮凶惡極，腫瘤生長速度快、容易轉移復發。此類癌細胞不僅繁殖能力強，對治療藥物也容易有抗藥性，病患即使完成傳統的手術、化學治療、放射線、荷爾蒙治療，雖然付出極大的毒性代價，癌細胞仍然有較高復發跟轉移的可能。西元 1987 年，Slamon

等學者則發現乳癌患者若有 HER2 過度表現，中位存活期約為 3 年，而沒有 HER2 過度表現之患者則為 6 ～ 7 年。由以上實驗室與臨床研究所得到的結果都證實了 HER2 屬乳癌較差的預後因子之一。

HER2 在乳癌不僅是預後因子而已，更重要的是預測因子，HER2 的表現使荷爾蒙治療無效的機會增加，尤其是使用 Tamoxifen 者；同樣的，對 CMF 產生抗藥的可能性提高，然而，對於紫杉醇（Taxol）和 Doxorubicin 的反應則較佳；此外局部的復發率也較高。

在過去的臨床報告中顯示，HER2 在很多癌症也都有過度表現的情形，例如：卵巢癌（18 ～ 43%）、子宮內膜癌（10 ～ 52%）、胃癌（21 ～ 64%）、大腸癌（33 ～ 85%）。在乳癌方面，有高度表現者約在 25% 左右，有相關的因子包括分化較差、細胞壞死、淋巴管浸潤、分裂指數高、p53 基因突變、荷爾蒙受體呈陰性、非乳小葉癌（lobular carcinoma）。綜合過去 HER2 和乳癌相關性的研究，HER2 的過度表現，意味著不佳的預後已是醫界的共識。

標靶療法大致可分為二大類，一是單株抗體；二是酵素抑制劑。

1.單株抗體療法：所謂單株抗體療法是利用被動免疫的原理來治療癌症，針對癌細胞表面有過度表現，或與正常細胞不一樣的特殊表面抗原，藉此製造出對抗此特殊抗原的特殊單株抗體，使用此單株抗體進入體內與此等特殊抗原結合，激發免疫系統，進而殲滅癌細胞。HER2 相關的單株抗體標靶藥物包括賀癌平（Herceptin）、賀疾妥（Perjeta），及升級版的抗體藥物複合體 (Antibody-Drug Conjugate, ADCs) 賀癌寧 Kadcyla (T-DM1) 與優赫得 (Enhertu，T-DXd)。

2.**酵素抑制劑療法**：此為癌症新近治療的一大突破，當體內的特定表皮生長因子與癌細胞的特定表皮生長因子接受體結合後，則會在細胞內發展出一種酵素叫「酪胺酸激酶」（Tyrosine kinase），此種酵素會激發腫瘤細胞複製、增生，甚至促進附近血管新生或轉移至他處，也可使腫瘤細胞不至於凋零死亡，如果研發出此等酵素的抑制劑，則可抑制酵素的產生，進而達到抑制腫瘤生長的療效。目前肺癌病患口服的艾瑞沙（Iressa）即是其中之一，其他在乳癌，像 HER2 接受體下游傳訊分子，也有兩種酪胺酸激酶抑制劑賀儷安 ®(Nerlynx, neratinib) 以及泰嘉錠 ®(Tykerb, lapatinib) 是專門針對 HER2 陽性乳癌治療的藥物，它是小分子的酪胺酸激酶抑制劑，可進入細胞膜內，同時抑制 HER2 及 EGFR 接受體上酪胺酸激酶的活性，抑制癌細胞生長。

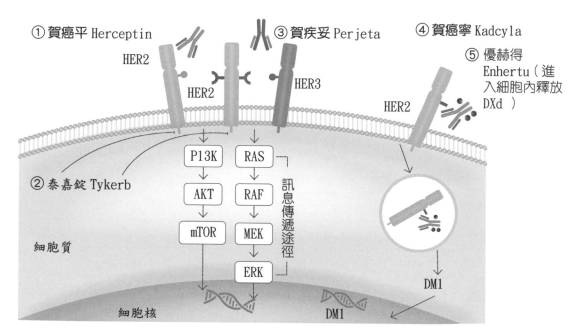

✽ 賀癌平（Herceptin，Trastuzumab）

賀癌平是第一個針對 HER2 基因工程製造成的單株抗體。它可與 HER2 結合，防止受體活化。賀癌平可延長乳癌初期和晚期轉移病患的壽命。

實驗証明賀癌平會造成受體的內部化，縮短其在細胞膜上停留的時間，相對也減少膜上受體的密度；此外，還會強迫 HER2 結合成同型的複合受體，雖然仍有彼此磷酸化的現象，卻無法激發下游的訊息傳遞，而結合成異型複合受體的機會也大幅下降。除了抗原——抗體作用之外，在體外及動物試驗中發現能夠對 HER2 高表現的癌細胞引發「抗體依賴型細胞媒介細胞毒性」（Antibody-dependent Cell-mediated Cytotoxicity 簡稱 ADCC，即免疫療法），進而殺死此類細胞。

1998 年上市後，初期僅鎖定對其他治療無效的轉移性乳癌患者，之後開始用於乳癌術後輔助性治療。原本早期 HER2 陽性乳癌患者如果不治療，2 年之內有會有 22.6%（約四分之一）的人復發。2005 年美國癌症醫學會發表了「賀癌平」合併化學藥物「紫杉醇」用於乳癌術後輔助性治療的效果。研究指出「賀癌平」用於 HER2 過度表現之早期乳癌，能減少 36% 到 52% 的復發率，死亡率也可降低 33% 至 41%。「賀癌平」目前是乳癌國際治療指引上，對於 HER2 陽性且大小超過 0.5 公分腫瘤之標準建議用藥。

根據 HERA 研究追蹤 11 年結果，HER2 陽性早期乳癌病人，接受抗 HER2 標靶治療一年復發風險可降低 24%，死亡風險可以降低 26%。從 HERA 研究的次族群分析發現，即使淋巴結未轉移，若沒接

受抗 HER2 標靶治療，仍然有約 1 ／ 4 的人會復發（23%），若接受抗 HER2 標靶治療可以降低兩成復發風險（HR=0.78），因此美國國家癌症資訊網（NCCN）治療指引建議，即使無淋巴轉移的早期小腫瘤患者，也應使用抗 HER2 標靶藥物治療，將有助降低癌細胞復發。HERA 研究也進一步分析復發風險較高的荷爾蒙受體陰性病人接受抗HER2 標靶治療，可減少復發風險近三成（HR= 0.73）。

因此，不論病患的年齡、淋巴結轉移數目多少，甚是不論荷爾蒙受體的表現為何，只要是 HER2 判定是過度表現，都可考慮將賀癌平放入術後的輔助性治療內。早在 2006 年美國食品藥物管理局已核准抗 HER2 標靶藥物，可用於治療早期 HER2 陽性乳癌患者，2010 年台灣健保也針對早期 HER2 陽性乳癌且淋巴轉移患者，予以給付標靶藥物。

賀癌平對於乳癌患者於術前、術後輔助性治療或發生遠處轉移時，均有臨床上治療的角色，此藥是經由靜脈注射，每週或每三週注射一次，屬於術後輔助性治療（Adjuvant therapy），此藥主要副作用為心臟毒性，因此心臟血流搏出率大於 50% 者使用才安全，此外賀癌平應避免與小紅莓（如 Epirubicin、Doxorubicin）化學藥物同時合併使用，以防止因心臟毒性而致心臟血流搏出量減少、心肌缺血，使用賀癌平期間每 3 ～ 6 個月必須進行心臟功能檢查以防止心臟功能受損。其他副作用在於類感冒徵狀：（4 ～ 10%）發燒、畏寒、肌肉痛、噁心等，一般在第二次治療以後症狀會較緩和。還會有頭疼、腹瀉、嘔吐、咳嗽、疲累等較輕微的副作用。此外有輸注反應和肺毒性：（＜ 1%）類似過敏反應，引起呼吸道和肺臟腫脹、肋膜積水、低血壓等。

作用機轉：

可阻礙 HER2 二聚體的形成。

干擾 HER2 接受體與生長因子接觸。

阻斷細胞內訊息的傳遞與生長。

啟動抗體依賴型細胞媒介細胞毒性作用（antibody-dependent cell cytotoxicity）活化自然殺手（natural killer cell）及吞噬細胞（macrophage）將細胞消滅。

關心與叮嚀

　　現今衛福部核可的賀癌平（Herceptin）靜脈注射劑型須施打 30 至 90 分鐘，新上市的賀癌平皮下注射劑型（Herceptin SC），不但侵略性低、僅需施打 5 分鐘的優勢；且臨床試驗證實其療效和整體安全性與靜脈注射劑型相同。皮下注射是指將藥物打入皮膚與肌肉之間的皮下組織內，為一種侵略性比靜脈注射還低的給藥途徑，可縮短病患留院治療的時間。

　　這對於第二型人類表皮生長因子接受體基因（HER2）陽性的早期乳癌患者來說很重要，因為其大多須接受持續一年的賀癌平治療。與靜脈注射劑型不同的是，賀癌平皮下注射劑型不需要給予首次劑量（loading dose）及依體重來調整劑量（weight-adjusted dosing），而是以 600 毫克的固定劑量來施打所有乳癌患者。

　　因此，賀癌平的皮下注射劑型在臨床使用極為便利，既能節省病患治療與醫療照護時間，也能減少傳統靜脈注射所造成的醫療成本，提供了人類表皮生長因子受體基因第二型（HER2）陽性的乳癌患者另一種重要的治療選擇。

✱ 賀疾妥（Perjeta，Pertuzumab）

　　賀疾妥（Perjeta，Pertuzumab），是另一種抗 HER2 人源化單株抗體（humanized monoclonal antibody），與賀癌平在受體上作用位置不同，同樣有抑制上皮生長因子受體兩兩聚合（dimerization）的作用，但與賀癌平抗 HER2 的標靶作用機制不同、結合部位也不相同，它能阻斷 HER2 的另一邊，避免 HER2 和其他 HER 家族成員（HER1、HER3、HER4）的配體聚合，抑制 HER2 刺激乳癌細胞生長和分裂。兩者同時使用可雙面夾殺 HER2 的信息路徑，因此具有互補的作用機轉，配合化學治療抑制更強的腫瘤生長，在先前的第二期臨床試驗中，賀疾妥合併使用賀癌平，兩種抗體結合治療 HER2 陽性轉移性乳癌病人，顯示出令人振奮的療效，藥物的安全性也能被病人接受，也因此進一步規劃更大型的驗證型第三期臨床試驗。

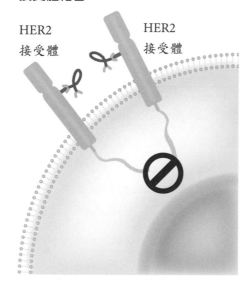

使用賀癌平，阻斷 HER2
接受體結合

HER2
接受體

HER2
接受體

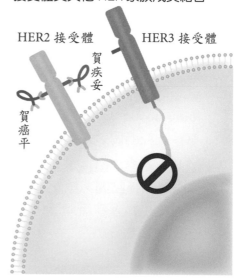

賀癌平搭配賀疾妥，阻斷 HER2
接受體與其他 HER 家族成員結合

HER2 接受體

HER3 接受體

賀疾妥

賀癌平

CLEOPATRA 是一項在美洲、歐洲及亞洲執行的臨床三期隨機分案雙盲試驗，探討 808 位 HER2 陽性晚期乳癌病患治療上，使用結合歐洲紫杉醇（Taxotere）和賀癌平（Herceptin）加上賀疾妥（Perjeta）或安慰劑為乳癌轉移後第一線治療結果上的差異。主要

評估指標為無惡化存活率，次要評估重點包括整體存活率、反應比率及藥物使用的安全性。由於 HER2 陽性之轉移性乳癌患者接受標靶藥物賀癌平治療後，雖可達到暫時控制，但一年後超過一半患者的病情仍會惡化。CLEOPATRA 研究比較雙標靶組或對照組進行第一線治療，結果顯示接受雙標靶治療的病人病情未再惡化的時間為18.5 個月，可延緩癌症惡化大約半年的時間（PFS 18.5 個月 vs.12.4個月）。雙標靶組的整體存活期達 56.5 個月，對照組則為 40.8 個月，顯示雙標靶治療足足多增加存活時間達 1 年以上，是目前延長病人存活時間最多的治療組合。雖然多加用一個單株抗體，但藥物安全性在兩組相似，沒有增加左心室收縮功能不全的機會，只有低嗜中性白血球引起的發熱及腹瀉比例升高。

除了在轉移性乳癌的有效治療，雙標靶阻斷（Dual-blockade）的治療概念也應用於手術前治療上。「賀疾妥」併用「賀癌平」和「歐洲紫杉醇」的雙標靶阻斷的治療，相較於單標靶藥物來說，均能有效增加病理完全反應（Pathologic complete response，pCR）（意謂化療後將腫瘤切除之檢體化驗後發現乳房及淋巴結之癌細胞消失不見）的機會。NeoSphere 臨床試驗結果顯示 HER2 陽性患者接受雙標靶藥物的手術前藥物治療，能提升病理完全緩解達46%，甚至在 HER2「陽性」且荷爾蒙受體「陰性」患者甚至可高達63%，研究五年追蹤結果更顯示，達成病理完全反應的病人比起未達成的病人，可以減少復發風險。根據 TRYPHAENA 臨床試驗結果也顯示，HER2 陽性的患者接受雙標靶藥物「賀疾妥」與「賀癌平」的手術前治療，提供 57.3 ～ 66.2% 的病理完全反應比例（pCR）。美國食品藥物管理局（FDA）已於在 2013 年 10 月核准「賀疾妥」使用於手術前輔助治療。

　　賀疾妥可進一步考慮術後輔助治療，APHINITY 試驗為一項多中心、雙盲、隨機分配之第三期臨床試驗，評估雙標靶併用賀疾妥（Perjeta）與賀癌平（Herceptin）共同使用於手術後之治療。試驗證實，完整使用雙標靶 18 週期治療後，大於 90% 病患在 6 年後無復發。完整使用雙標靶治療 18 週期，將額外降低腋下淋巴結轉移病人 28% 復發風險，相較只使用賀癌平（Herceptin）的病人絕對差異為 4.5%。

　　目前賀疾妥所核准的適應症包括：

轉移性乳癌	早期乳癌
賀疾妥與賀癌平及歐洲紫杉醇（docetaxel）併用於治療轉移後未曾以抗 HER2 或化學療法治療之 HER2 陽性轉移性乳癌病患。	賀疾妥（Perjeta）與賀癌平（Herceptin）和化學治療藥物合併使用於： ● 術前輔助療法適用於 HER2 陽性，局部晚期、發炎性或早期乳癌（腫瘤直徑大於 2cm 或淋巴結陽性）之病患，作為早期乳癌完整治療處方之一部分。 ● 術後輔助治療適用於 HER2 陽性且具有高復發風險之早期乳癌病患。 說明：根據 APHINITY 臨床試驗結果，在術後輔助治療中，具有高復發風險之 HER2 陽性早期乳癌病患定義為其乳癌呈淋巴結陽性。

❀ 賀癌寧（Kadcyla，Trastuzumab emtansine；T-DM1）

　　「賀癌寧」是一種新一代的 HER2 標靶藥物，利用新技術所研發出的標靶治療藥物，為抗體化療藥物複合體（ADC，Antibody Drug Conjugate），成分包含賀癌平（Herceptin）透過穩定的鍵結

物與強效的細胞毒殺藥物（DM1）做連結。在治療 HER2 過度表現之乳癌患者時，以「賀癌平」作為引導，透過癌細胞吞噬作用，把原本連接「賀癌平」上的化學治療藥物吞噬入細胞內，有效的殺死癌細胞。

作用機轉：

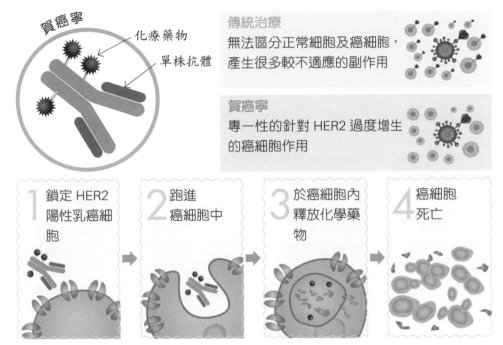

賀癌寧

化療藥物

單株抗體

傳統治療
無法區分正常細胞及癌細胞，產生很多較不適應的副作用

賀癌寧
專一性的針對 HER2 過度增生的癌細胞作用

1 鎖定 HER2 陽性乳癌細胞

2 跑進癌細胞中

3 於癌細胞內釋放化學藥物

4 癌細胞死亡

賀癌寧的作用方式是藉由賀癌平做為引導與 HER2 陽性癌細胞結合，避免影響到正常細胞。當賀癌寧與乳癌細胞結合後，進入細胞內，其鍵結會斷裂進而釋放出具有毒性的化療藥物，進而殺死癌細胞。因此，賀癌寧可專一性針對 HER2 陽性癌細胞進行攻擊，降低對健康細胞的傷害。

在第三期臨床試驗 EMILIA 臨床試驗結果證實，針對 HER2 陽性乳癌患者，單獨使用賀癌寧治療 HER2 陽性、之前分別受過賀癌平與一種紫杉醇藥物治療或其合併療法的轉移性乳癌病患，相較使用泰嘉錠搭配截瘤達治療，可降低 35% 的疾病惡化風險，使平均無惡化存活時間（PFS）由 6.4 個月延長到 9.6 個月。客觀緩解率（Objective Response Rate，ORR）由 30.8% 提高到 43.6%。併可增加約六個月整體存活率，其由 25.9 個月增加至 30.1 個月，延長約半年。「賀癌寧」被視為有效且合併症少的標靶藥物。常見的副作用為噁心、疲倦、骨骼肌肉疼痛等，但使用時須注意肝功能及血小板低下的問題。「賀癌寧」於 2013 年 12 月獲衛生福利部核准上市。

目前賀癌寧（Kadcyla）所核准的適應症包括：

轉移性乳癌	早期乳癌
賀癌寧（Kadcyla）單獨使用時能夠治療 HER2 陽性、之前分別受過 Trastuzumab 與一種 Taxane 藥物治療或其合併療法的轉移性乳癌病患。 說明：病患應符合下列條件。之前已經接受過轉移性癌症治療，或在輔助療法治療期間或完成治療後 6 個月內癌症復發者。	單獨使用適用於 HER2 陽性早期乳癌病人，在接受過以 Taxane 和 Trastuzumab 為基礎的新輔助治療（neoadjuvant therapy）後，仍有殘留病灶的輔助療法（adjuvant therapy）。

再進一步將賀癌寧推前到早期乳癌，單獨使用適用於 HER2 陽性早期乳癌病人，在接受過以紫杉醇和賀癌平為基礎的新輔助治療（neoadjuvant therapy）後，仍有殘留病灶的輔助療法（adjuvant therapy），KATHERINE 臨床試驗是多中心、隨機分配、開放性的第三期臨床試驗，納入了 1,486 位有殘留侵襲性疾病的 HER2 陽性的早期乳癌患者。相較於賀癌平（Herceptin），賀癌

寧（Kadcyla）是可降低一半的疾病復發或死亡風險，相較於賀癌平（Herceptin），賀癌寧（Kadcyla）的 3 年無復發存活有 11.3% 的絕對改善。小分子藥物 - 酪胺酸激酶抑制劑（TKI, tyrosine kinase inhibitor）包括賀儷安 ®（Nerlynx, neratinib）（**請參閱增訂版第294 頁**）以及泰嘉錠，說明如下：

✿ 泰嘉錠（Tykerb，Lapatinib）

「泰嘉錠」是口服的酪胺酸激酶抑制劑，是用以治療 HER2 晚期或轉移性乳癌患者之標靶藥物。它不同於單株抗體標靶只能在細胞外作用，因為是小分子，可直接深入細胞內，阻斷 HER2 及其同家族的 HER1 之酪胺酸激酶活性，避免後續的癌化訊息傳遞。在 2006年第三期臨床試驗報告顯示，「泰嘉錠」合併化療藥物「截瘤達」（Xeloda, Capecitabine）比單獨使用化療藥物「截瘤達」的效果，明顯延長患者疾病惡化時間，其常見的副作用為皮膚紅疹、腹瀉等。

「泰嘉錠」屬於小分子，可通過腦血管屏障，進入中樞神經系統，對 HER2 乳癌併腦部轉移有效果；目前針對 HER2 過度表現之乳癌合併腦部轉移的患者，健保已經開始給付「泰嘉錠」。其他適應症包括與截瘤達（Xeloda）合併使用來治療晚期 HER2 陽性且對小紅莓（Anthracycline）、紫杉醇（Taxane）和賀癌平（Herceptin）反應不佳的晚期或轉移性乳癌病人；在與芳香環酶抑制劑（aromatase inhibitor）併用的情況下，泰嘉錠適用於治療 HER2 過度表現，荷爾蒙接受體呈陽性之轉移性乳癌患者，但未曾接受過 Trastuzumab 或芳香環酶抑制劑治療，且目前不打算進行化療之停經後婦女。

胞外受體構區

Tyrosine 激酶構區

Lapatinib　抑制激酶活化

✖　抑制訊息傳遞

細胞增生

關心與叮嚀

　　乳癌治療新藥日新月異，相較其他癌症，乳癌的治療武器更多，更為有效，副作用也明顯降低。尤其是 HER2 陽性乳癌，過去被視為不易治療的腫瘤，由於目前標靶藥物的進步，提供乳癌 HER2 接受體陽性患者更有效的治療，預後明顯改善。因為對其機制的了解，未來應有更多治療的選擇，可以帶給病患更好的治療。謹此呼籲若不幸罹癌，勿輕言放棄，生命常會有無限的潛能與機會。

✳ 術前輔助治療的新趨勢：HER2 陽性乳癌達到病理完全反應（pCR）可以減少復發風險

　　對於 HER2 陽性之早期乳癌，以鎖定 HER2 受體之標靶藥物（Trastuzumab，Pertuzumab）進行術前輔助治療相當受重視，美國食品藥物管理局（US Food and Drug Administration，FDA）指出，患有 HER2 陽性乳癌的患者在接受術前輔助治療後比較有機會達到病理完全反應（pathologic complete response, pCR；即治療後的病理報告顯示乳房及淋巴結完全驗不出乳癌病灶）。

哪些情形比較可能達到病理完全反應呢？包括有：年紀較輕（＜40 years）、腫瘤較小（＜ 2cm）、組織型態為腺管形（ductal）、高惡性度（Grade 3）、高細胞分裂指數 Ki67、荷爾蒙受體為陰性、HER2 過度表現型腫瘤（HER2 overexpression）。

相關研究分析也顯示，術前以針對 HER2 的標靶藥物進行術前輔助治療將有助於提升 HER2 陽性乳癌患者的預後，使用雙標靶搭配化療比起單標靶能提升近 2 倍的 pCR 機會，這群病人達到 pCR 能減少復發的風險。術後使用抗 HER2 標靶輔助療法已是目前的標準治療，即使淋巴結未轉移，由於 HER2 陽性乳癌具有高復發風險，仍建議標靶藥物使用一年減少復發。

豆知識

- **抗體依賴型細胞媒介細胞毒性**（Antibody-dependent Cell-mediated Cytotoxicity, ADCC）：抗體依賴細胞做媒介的細胞毒性作用，為標的細胞膜表面的抗原結合了特異性的抗體，激活了免疫系統，細胞裂解標的細胞的作用，是一種以細胞為介導的免疫防禦機制。

- **雙標靶阻斷**（Dual-blockade）：使用雙標靶藥物，可以中斷 HER2 二聚體的形成並阻斷接受體的活化，進而達到阻斷癌細胞的生長與轉移。

- **病理完全反應**（pathologic complete response, pCR）：指術前輔助療法後，經病理檢查確認乳房跟淋巴結完全沒有癌細胞。研究顯示，無病存活率與整體存活率在有達到病理完全反應之病人，明顯優於沒有達到病理完全反應者。

- **抗體化療藥物複合體**（Antibody Drug Conjugate，ADC）：其結構分別是抗體（Antibody）、連接子（Linker）、藥物（Drug），透過連接子將抗體與藥物相連，利用單株抗體對抗癌細胞的專一性，使化學藥物能更有效精準的殺死癌細胞。

3-3 乳癌的荷爾蒙治療

● 荷爾蒙治療是具有全身療效而且副作用最少的療法，使用於荷爾蒙受體陽性之轉移性乳癌或早期乳癌手術後輔助治療上都有優異的療效。

● 乳癌細胞內含有動情激素及黃體激素接受體，治療有效率高達八成。

● 對於已有轉移、年齡太大或自體狀況不佳及不適合化療之荷爾蒙接受體陽性患者，亦是治療之優先考慮。

荷爾蒙受體陽性的乳癌及荷爾蒙療法

「荷爾蒙」（Hormone）是一種細胞分泌的激素，通常生理作用是促進細胞的新陳代謝，細胞生長，它透過「受體」（接受體）來發揮作用，例如女性荷爾蒙（或稱為雌激素、雌性激素），透過「女性荷爾蒙受體」來影響女性器官包括乳房的發育、調節卵巢的功能等等。

大約 70% 的乳癌組織，裡面的癌細胞表面會帶有「女性荷爾蒙受體」，這類荷爾蒙受體陽性的乳癌細胞會受到女性荷爾蒙的刺激而加速生長，因此醫學研究發現如果抑制這些荷爾蒙的作用，就能使乳癌細胞停止生長，衍生出所謂的「荷爾蒙療法」，這與一般停經後婦女補充荷爾蒙的「荷爾蒙補充療法」完全不同，真正的意思是阻斷女性荷爾蒙刺激乳癌細胞生長的「抗荷爾蒙治療」。

女性荷爾蒙生理調控

要了解乳癌的荷爾蒙療法，要先認識正常的女性荷爾蒙生理調控方式（圖1）。

圖1：雌性激素的生理調控路徑

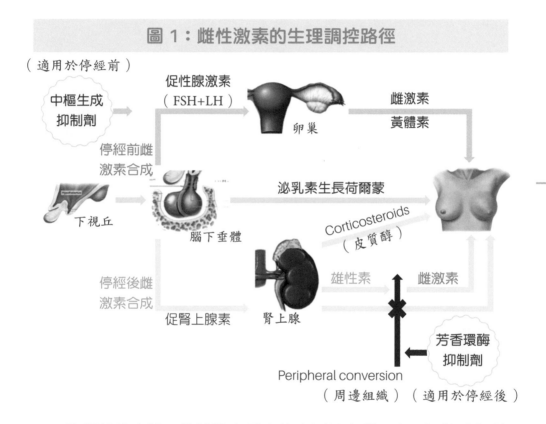

（適用於停經前）

中樞生成抑制劑

促性腺激素（FSH+LH）

卵巢

雌激素 黃體素

停經前雌激素合成

下視丘

腦下垂體

泌乳素生長荷爾蒙

Corticosteroids（皮質醇）

停經後雌激素合成

促腎上腺素

腎上腺

雄性素 雌激素

芳香環酶抑制劑

Peripheral conversion（周邊組織） （適用於停經後）

停經前的女性，雌性激素最大的來源是卵巢；生理調控路徑首先由下視丘分泌促性腺激素釋放素（LHRH 或 GnRH）刺激腦下垂體釋放促性腺激素（含 FSH 和 LH），再下一步則是刺激卵巢分泌雌性激素（E2）。

更年期後的婦女，卵巢功能喪失，卵巢不再合成雌性激素，此時體內的雌性激素來源主要是從周邊組織中，將血液中的先驅物質包括由腎上腺素分泌的男性荷爾蒙（Androgen）經由一個酵素稱之為「芳香環酶（Aromatase）」的作用將男性荷爾蒙轉化成雌性激素。科學研究發現芳香環酶是男性荷爾蒙轉化成雌性激素的重要酵素，所以芳香環酶抑制劑對於停經後婦女是相當合適的荷爾蒙治療策略。

乳癌的抗荷爾蒙治療策略

傳統上要抑制雌激素對於乳癌細胞的促進生長，在藥物治療策略上有兩大方式：

1 降低體內雌性激素（E2）的含量。

2 阻斷雌激素對於乳腺癌細胞的作用（例如將會跟雌激素結合的女性荷爾蒙受體抑制或分解）。

目前全世界使用的典型荷爾蒙療法包括（圖2）：

● 使用手術（卵巢摘除）或用藥物（停經針，即促性腺激素釋放激素的類似物 GnRH analogues）以達成卵巢功能抑制（Ovarian Function Suppression，OFS）。

● 選擇性的雌激素受體調節劑（SERMs，如泰莫西芬 Tamoxifen）。

● 選擇性的雌激素受體分解藥物（SERDs，如法洛德 Fulvestrant）。

● 雌激素生物合成中的關鍵酶，芳香環酶的抑制劑（Aromatase Inhibitors，AI），例如復乳納（Letrozole）、安美達（Anastrozole）及諾蔓癌素（Exemestane）。

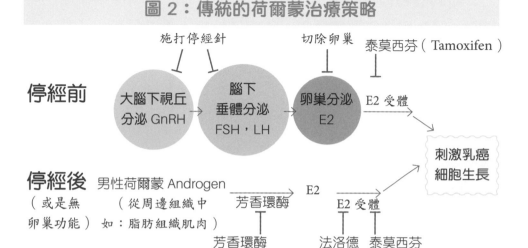

圖 2：傳統的荷爾蒙治療策略

施打停經針　　　　　切除卵巢　　泰莫西芬（Tamoxifen）

停經前　大腦下視丘分泌 GnRH → 腦下垂體分泌 FSH，LH → 卵巢分泌 E2 → E2 受體 → 刺激乳癌細胞生長

停經後　男性荷爾蒙 Androgen → 芳香環酶 → E2 → E2 受體 → 刺激乳癌細胞生長
（或是無卵巢功能）　（從周邊組織中如：脂肪組織肌肉）
芳香環酶抑制劑　　法洛德（Fulvestrant）　泰莫西芬（Tamoxifen）

❋ 降低體內雌激素的生成 — 芳香環酶抑制劑

　　芳香環酶是一個緊接於細胞膜的酵素，由 cytochrome P450 hemoprotein 及 flavoprotein 所組成。在停經後，大多數體內的女性荷爾蒙則是由男性荷爾蒙在周邊組織（如脂肪組織、肌肉等）經由芳香環轉化酶轉化為女性荷爾蒙，以維持停經後女性體內少量卻穩定之女性荷爾蒙濃度。因此，如能阻斷停經後之乳癌患者芳香環轉化酶之活性，就可以有效阻斷女性荷爾蒙之生成，降低體內女性荷爾蒙之濃度，進而抑制乳癌細胞之生長。

　　芳香環酶抑制劑分為兩類：

　　1.**固醇類抑制劑**（Steroidal）：固醇類抑制劑的分子結構與睪固酮（Androstenedione）相近，兩者競爭與芳香環酶結合，這種共價結合（Covalent bond）是不可逆的，會使芳香環酶失去作用，所以被稱為芳香環酶去活劑（Inactivator）。

2.**非固醇類抑制劑**（Non-Steroidal）：非固醇類抑制劑雖仍有苯環，但整體結構與睪固酮大不相同，它不會降低芳香環酶的活性，與芳香環酶的結合也是可逆性的，所以可算是真正的抑制劑（Inhibitor）。

	非固醇類抑制劑	固醇類抑制劑
第一代	Aminoglutethimide	
第二代	Fadrozole, Rogletimide	Formestane
第三代	● Anastrozole（Arimidex） ● Letrozole（Femara） ● Vorozole	Exemestane（Aromasin）

對於芳香環酶功能的抑制從一代至三代也獲致千倍以上的提升，目前的第三代藥物可抑制芳香環酶功能的 98 ～ 99%。

基於幾個大型臨床試驗的結果，美國臨床腫瘤協會（ASCO）認為芳香環酶抑制劑可考慮用於動情激素受體陽性的停經後乳癌患者於術後或接續 Tamoxifen 使用。

乳癌的抗荷爾蒙治療的臨床應用

荷爾蒙治療是「女性荷爾蒙受體」陽性的乳癌一個重要的治療方式，荷爾蒙治療藥物對於沒有荷爾蒙受體（檢測為陰性）的乳癌是無效的。目前荷爾蒙藥物治療可以降低早期荷爾蒙受體陽性乳癌在手術後復發的風險，因此可用於手術後的「輔助性治療」。

1.早期乳癌的臨床應用：

針對停經婦女	針對高復發風險
卵巢功能抑制（OFS）	**可考慮延長性的輔助性荷爾蒙治療**
合併療法　　再合併	（Extended Adjuvant Hormonal Therapy）
● 使用 Tamoxifen 或芳香環酶抑制劑。 ● 減少早期乳癌復發機會延長整體存活。	● 做法就是把原本手術後需服用五年的治療期，再延長 2 ～ 5 年，減少早期乳癌的復發機會。

2.**轉移性乳癌的臨床應用**：另外荷爾蒙治療藥物主要是抑制乳癌細胞生長，因此也可用於幫助縮小或減緩晚期或轉移性荷爾蒙受體陽性乳癌的生長。在轉移性乳癌發生的初期，病患如果沒有嚴重的器官轉移症狀（例如肝臟轉移合併肝功能不全、黃疸，肺轉移造成嚴重積水呼吸困難等等），荷爾蒙治療其實是理想的首要治療方式，可以維持生活品質、同時預期存活期也不輸給先做化療的方式，兼顧抗癌的效果。

尤其近幾年醫學研究日新月異，研究也發現荷爾蒙治療藥物可以和其他標靶治療藥物一起併用增加抗癌的效果，目前最常用的「合併療法」包括（1）和細胞周期酵素（CDK 4/6）抑制劑合併（2）和 mTOR 抑制劑合併。這些「荷爾蒙合併標靶療法」主要應用於轉移性乳癌的治療，已經成為轉移性荷爾蒙受體陽性乳癌的前線標準治療方法。

❋ 阻斷雌激素與雌激素接受體結合── Tamoxifen

1.**有效降低復發率及死亡率**：此項療法對於停經前後婦女均適用，目前最廣被採用為「泰莫西芬」（Tamoxifen，傳統荷爾蒙拮

抗劑），可用於轉移性乳癌的治療，及手術後的輔助治療，目前已證實，5 年為最佳療程，可有效降低 47 ％乳癌復發機率及 26 ％死亡率，更可有效降低 49 ％對側乳癌發生機率，從 1980 年代就被當做是標準療法。

2.因副作用蒙上陰影：但少許病人會出現熱潮紅、心悸、陰道乾燥或不正常出血，及增加中風或增加血栓性疾病機率，部分有子宮內膜肥厚現象，另有極少數發生子宮內膜癌的可能，都使得在使用療效良好之 Tamoxifen 時不免蒙上一層陰影。

3.芳香環酶抑制劑更明顯改善：以往早期乳癌患者術後大多接受五年的泰莫西芬標準療程以預防復發，但長期追蹤研究發現，針對荷爾蒙受體陽性、已侵犯淋巴結的高危險群病友，仍有 25%的復發風險，其中三分之二的遠端轉移病友的中位存活期只有 2.2 年。

為降低復發及死亡風險的治療選擇，國際間也持續研究以芳香環酶抑制劑取代泰莫西芬的預防效果，目前已經有大型第三期臨床試驗證實，芳香環酶抑制劑確實在荷爾蒙受體陽性，停經婦女的乳癌治療相較於泰莫西芬（Tamoxifen）有明顯改善。

法洛德（Faslodex, Fulvestrant）是另一種抗荷爾蒙製劑，其機轉是造成雌激素接受體之崩解，因此破壞女性荷爾蒙對乳癌細胞的作用。在 2002 年美國 FDA 通過使用，其使用之時機多是在使用一般泰莫西芬或芳香環酶抑制劑無效或產生抗藥性時之第二線荷爾蒙用藥。但是現在對於停經後荷爾蒙受體陽性的轉移性乳癌病人，當病情仍進展時可以使用，另外對於晚期的荷爾蒙受體陽性及 HER2 陰性的乳癌病人可以合併 CDK 4/6 之 palbociclib 在病情進展時使用，可以獲得較佳的存活率。

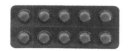
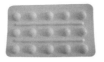
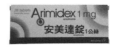
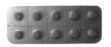

▲泰莫西芬　　　▲諾曼癌素　　　▲安美達　　　▲復乳納

❋ 副作用較少且輕微

　　相較於化學治療，荷爾蒙治療的副作用較少。芳香環酶抑制劑的安全性已獲得臨床研究的證實，可能引發的副作用多是輕微或中度症狀，常見的包括熱潮紅、噁心、毛髮稀疏、關節和肌肉疼痛及骨質疏鬆等，發生率和泰莫西芬相類似。服藥後若出現身體不適的情形，請立即告訴醫護人員。以下方式可以減少副作用的發生：

熱潮紅	建議穿著自然纖維（如棉、麻等）的衣物，增加散熱透氣功能或選擇多件式的搭配以隨著環境變化方便穿脫調整也是很有幫助的。
噁心	少量多餐，選擇清淡食物，減少刺激性食物（如辣椒／麻辣鍋等），進食盡量細嚼慢嚥或飯後可適度休息，切勿平躺。建議規律性及適度的運動及避免過大的生活壓力皆可改善相關症狀。
關節和肌肉疼痛	經常伸展末梢肢體，採取間歇性熱敷，物理或職能治療或依醫囑給予適當止痛劑（如 NSAID 非類固醇類抗發炎藥物）。
骨質疏鬆	不抽菸、不喝酒、適量補充鈣質及維生素 D、曬曬太陽，每日約 10 ～ 15 分鐘、多做重量負荷運動（但須循序漸進）。雙磷酸鹽類的藥物或保骼麗也可以預防及治療骨質疏鬆，可與醫師討論使用該藥物之需要性。

❋ 荷爾蒙受體陽性乳癌的標靶治療療法

　　近年來發現一些癌症標靶路徑，例如調控細胞生長及代謝相關的 mTOR 路徑，PI3K ／ Akt 路徑以及細胞週期相關的細胞週期酶素第 4 跟第 6 型（CDK4、CDK6）等等均和 ER 訊息路徑有交互作

用，針對這些路徑的標靶藥物（如 mTOR 抑制劑、CDK 4/6 抑制劑、PI3K ／ Akt 抑制劑）陸續經過臨床試驗證實可用來對抗荷爾蒙受體陽性的乳癌。

細胞週期素激酶 4/6 抑制劑

癌細胞要分裂複製成兩個細胞，都要經過細胞分裂週期，而**細胞週期素激酶 4/6（CDK 4/6）**是促進細胞分裂週期的重要蛋白質。癌細胞特別會利用這兩個酵素來達成生長的優勢，科學家於是研究出 CDK 4/6 抑制劑這樣的小分子標靶藥物來抑制細胞週期酵素的作用，進而停止細胞的分裂週期，也就是抑制癌細胞的分裂複製。

目前核准上市 CDK4/6 抑制劑
愛乳適（Ibrance，Palbociclib）
擊癌利（Kisqali，Ribociclib）
捷癌寧（Verzenio，Abemaciclib）

　　目前經過臨床試驗已經核准上市的 CDK 4/6 抑制劑包括有「愛乳適 Palbociclib」、「擊癌利 Ribociclib」、以及「捷癌寧 Abemaciclib」。這三個藥除了「捷癌寧 Abemaciclib」可以單獨使用以外（但其實合併使用荷爾蒙治療藥物療效更好），研究顯示這些標靶藥物與荷爾蒙合併治療讓抗癌效果加倍！可以延長「無疾病惡化存活期（PFS）」達一倍時間左右（例如原本只能 14 個月，合併治療後可達 28 個月），目前健保也給付第一線的轉移性荷爾蒙受體陽性乳癌病患使用「愛乳適 Palbociclib」或「擊癌利 Ribociclib」。這三個藥物的副作用有一些差異性，愛乳適對於白血球下降影響比較明顯，擊癌利則有少數機會造成肝指數異常、捷癌寧較為明顯的則是造成腹瀉及腹部不適感。

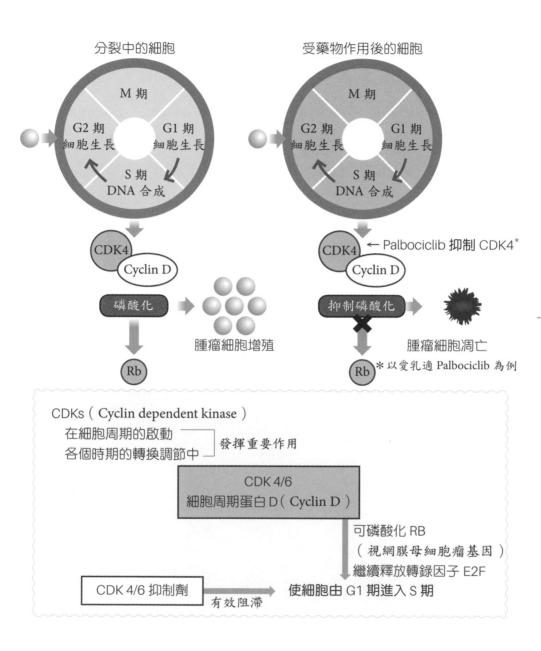

分裂中的細胞

受藥物作用後的細胞

M 期
G2 期 細胞生長
G1 期 細胞生長
S 期 DNA 合成

M 期
G2 期 細胞生長
G1 期 細胞生長
S 期 DNA 合成

CDK4
Cyclin D

CDK4 ← Palbociclib 抑制 CDK4*
Cyclin D

磷酸化 → 腫瘤細胞增殖

抑制磷酸化 → 腫瘤細胞凋亡

Rb

Rb *以愛乳適 Palbociclib 為例

CDKs（Cyclin dependent kinase）

在細胞周期的啟動
各個時期的轉換調節中 發揮重要作用

CDK 4/6
細胞周期蛋白 D（Cyclin D）

可磷酸化 RB
（視網膜母細胞瘤基因）
繼續釋放轉錄因子 E2F

CDK 4/6 抑制劑 → 使細胞由 G1 期進入 S 期
有效阻滯

❋ mTOR 分子抑制劑：副作用明顯，傾向在 CDK 4/6 抑制劑無效再考慮使用

人類的 mTOR 蛋白質是一種激酶（serine ／ threonine kinase），對於細胞分裂、生長扮演著重要的調節作用，其主要功能為調控細胞增生訊號之傳遞及細胞週期的進行。mTOR 分子活化之後，可以帶動下游一系列的細胞訊息傳遞，進一步促使細胞產生分化或分裂。而在腫瘤細胞，這樣的調節機制出現了失調現象，導致腫瘤細胞不正常的增生及分化不良，因此，mTOR 分子提供了科學家們在研究抗癌藥物的標靶治療上一個理想的目標。

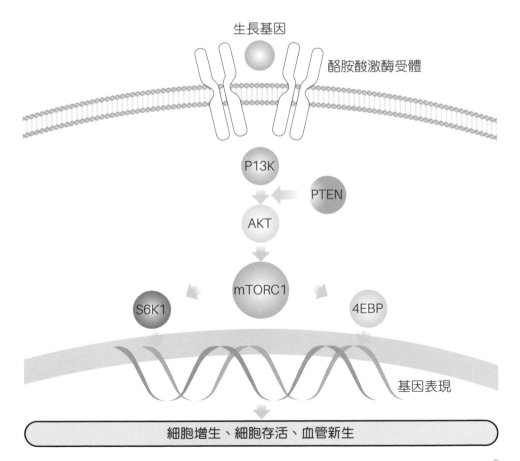

最早 mTOR 被發現是經由對 Rapamycin 這個藥物的研究而來，Rapamycin 是經由一種復活島土壤中的細菌 Streptomyces hygroscopicus 所分離出的物質，從 Rapamycin 衍生的新一代藥物「癌伏妥（Everolimus）」最終發展成為現在使用的 mTOR 抑制劑。癌伏妥合併荷爾蒙藥物治療也能延長 PFS，不過由於臨床較多明顯的副作用例如口腔潰瘍、血糖血脂代謝異常、間質性肺炎等，目前臨床上傾向在 CDK 4/6 抑制劑無效以後再考慮使用。

❋ PI3K ／ Akt 抑制劑：仍在臨床試驗

PI3K ／ Akt 也在 mTOR 的分子訊息傳遞路徑上面，也會促進細胞分裂、生長，目前基因研究已經知道約有三分之一的乳癌（尤其是荷爾蒙受體陽性乳癌）會有 PI3K 或 Akt 的基因發生變異（突變），造成這個負責細胞代謝生長的訊息路徑過度活化。目前有一些小分子標靶藥物可以抑制 PI3K ／ Akt，但仍然在進行臨床試驗，初步成果看起來具有希望，有待最後大規模臨床試驗結果證實有效。

⌇ 關心與叮嚀

上述這 3 種療法確實能精準攻擊腫瘤細胞，但它並不是百分之百的有效仙丹，有的患者也會出現抗藥性，而且癌細胞的變異往往具有多樣性，影響細胞複製及轉移的因素非常複雜，而且是多種因素所形成，若阻斷了其中一個因素，癌細胞可能另尋他路苟且偷生，那麼治療效果就大打折扣，不過標靶療法確實提供一種嶄新的治療方向，目前已有其他類似藥物，將來也一定會有新藥相繼研發問世，如果與傳統療法配合，將是癌症治療的另一道曙光。

3-4 個人化乳癌藥物

一、乳癌常使用之化療製劑

藥名	作用	可能之副作用	注意事項
Carboplatin（Carboplatin）剋鉑停	使癌細胞之DNA產生不正常之連結而殺死癌細胞	● 噁心、嘔吐 ● 血球下降	有骨髓抑制，與劑量有關，需密切監控白血球
Capecitabine（Xeloda）截瘤達	化學治療劑，在體內先轉化為代謝物後殺死細胞	● 腹瀉、噁心、嘔吐 ● 口腔黏膜炎 ● 手足症候群	與食物共食會減緩吸收速率
Cisplatin（Cisplatin，CDDP）順鉑	主要攻擊目標為DNA，是一種對細胞繁殖的抑制無特異選擇性的廣效抗癌藥物	● 腎臟傷害 ● 噁心、嘔吐 ● 骨髓抑制 ● 聽力損害 ● 周邊神經損害	注射時若有出現任何的不舒服反應，應立即告知醫護人員
Cyclophosphamide（Endoxan）癌得星	有抗腫瘤效果，可經由胃腸道或靜脈注射吸收，藥物和其代謝物可分佈於全身，包括腦部。另外有DNA、RNA之合成抑制作用	● 骨髓抑制 ● 腹瀉、噁心、嘔吐 ● 肝功能異常 ● 出血性膀胱炎	注射時若有出現任何的不舒服反應，應立即告知醫護人員

藥名	作用	可能之副作用	注意事項
Docetaxel（Taxotere）剋癌易／歐洲紫杉醇	促進微管次體聚合成穩定之微小管，抑制癌細胞之分裂	<ul><li>血球低下</li><li>過敏反應</li><li>體液滯留</li><li>胃腸道不適</li><li>肝功能異常</li><li>掉髮</li><li>肌肉關節疼痛</li></ul>	有體液滯留之獨特副作用，須在輸注前後給予口服或注射類固醇作為預防
Doxorubicin HCL（Adriamycin）艾黴素／小紅莓	可和癌細胞之DNA結合，抑制癌細胞有絲分裂及核酸合成	<ul><li>掉髮</li><li>口腔黏膜炎</li><li>噁心、嘔吐和腹瀉</li><li>心臟毒性</li><li>骨髓抑制</li></ul>	需定期追蹤心臟功能
Doxorubicin HCL，Liposome（Lipo-Dox）力得微脂體小紅莓	可結合癌細胞之DNA及抑制核酸及有絲分裂	<ul><li>口腔黏膜炎</li><li>手足症候群</li><li>血球低下</li><li>過敏反應</li><li>噁心、嘔吐</li><li>骨髓抑制</li></ul>	輸注時手腳冰敷可減少末稍副作用
Epirubicin（Pharmorubicin）泛艾黴素／小紅莓	可穿透癌細胞進入細胞核與DNA結合，抑制癌細胞之有絲分裂	<ul><li>掉髮</li><li>口腔黏膜炎</li><li>噁心、嘔吐和腹瀉</li><li>抑制骨髓</li><li>心臟毒性</li></ul>	需定期追蹤心臟功能

藥名	作用	可能之副作用	注意事項
Etoposide，VP-16（Fytosid）癌妥滅注射劑／（Vepesid）滅必治軟膠囊	造成 DNA 斷鏈，使腫瘤細胞在 G2 週期停滯不增殖	• 骨髓抑制 • 噁心、嘔吐、過敏	肝腎功能不佳者要減量
Eribulin mesylate（Halaven）賀樂維	抑制微管蛋白之作用導致癌細胞在 G2／M 週期阻斷，造成癌細胞死亡	• 白血球下降 • 貧血、乏力 • 掉髮 • 週邊神經病變	監測白血球
Fluorouracil（5-FU）好復	在細胞內轉化為代謝產物和癌細胞之 DNA, RNA 作用	• 高氨血症之腦病變、口腔炎 • 骨髓抑制 • 皮膚色素沉積 • 手足症候群	注射時若出現任何不舒服反應，應立即告知醫護人員
Gemcitabine（Gemzar）健擇	抑制癌細胞 DNA 的生成，而產生細胞毒性的作用，誘導細胞死亡	• 貧血 • 白血球減少及血小板減少 • 嘔吐、噁心 • 皮膚疹 • 類感冒症狀	要監測白血球及血小板
Methotrexate（Methotrexate）盈壽求得注射液／滅殺除癌錠	葉酸拮抗劑，可抑制快速增殖的癌細胞	• 口腔黏膜炎 • 血小板低下 • 噁心、嘔吐 • 大量使用需注意腎功能	使用前後，皆要追蹤血球

藥名	作用	可能之副作用	注意事項
Paclitaxel （Taxol） 汰癌勝／ 太平洋紫杉醇	可以穩定細胞內微管之作用，致使快速分裂之乳癌細胞在有絲分裂期被固定而死亡	• 血球低下 • 過敏反應 • 周邊神經病變 • 肌肉關節痛 • 噁心、嘔吐及腹瀉 • 掉髮 • 肝功能異常	• 助溶劑為篦麻子油類，常引起過敏反應 • 輸注時手腳冰敷，可減少末稍副作用
Vinorelbine （Navelbine） 溫諾平	抑制癌細胞在有絲分裂 M 期時無法形成紡錘體而使有絲分裂停止	• 噁心、嘔吐、腹瀉 • 貧血 • 口腔黏膜炎 • 倦怠	口服劑型隨餐服用可減少副作用

二、乳癌常使用之荷爾蒙製劑

藥名	作用	可能之副作用	注意事項
Anastrozole （Arimidex） 安美達錠	干擾身體製造雌激素	• 熱潮紅或盜汗 • 關節疼痛 • 骨質疏鬆 • 陰道乾澀	需定期監測血液、肝功能及血脂肪
Exemestane （Aromasin） 諾曼癌素糖衣錠	干擾身體製造雌激素	• 熱潮紅或盜汗 • 關節疼痛 • 骨質疏鬆 • 周邊水腫	• 需定期監測血液、肝功能及血脂肪 • 必要時需安排骨密度檢查

藥名	作用	可能之副作用	注意事項
Fulvestrant （Faslodex） 法洛德	雌激素接受體之拮抗劑	● 注射部位疼痛、瘀青 ● 肝功能異常	肝功能異常者為禁忌
Goserelin acetate （Zoladex Depot） 諾雷德	抑制腦下垂體分泌 LH 之功能進而下降卵巢內之雌激素	● 停經症候群、陰道乾燥、骨質流失 ● 頭痛、失眠	不能用於兒童
Leuprorelin acetate （Leuplin Depot） 柳菩林	經由壓抑腦下垂體促性激素造成雌激素下降，而抑制卵巢功能，治療停經前之乳癌病人	● 潮熱感 ● 頭痛、失眠、眩暈	已懷孕或哺乳之婦女不應使用
Letrozole （Femara） 復乳納錠	干擾身體製造雌激素	● 熱潮紅或盜汗 ● 關節疼痛 ● 骨質疏鬆 ● 頭痛、疲倦	需定期監測血液、肝功能及血脂肪
Tamoxifen （Nolvadex） 諾瓦得士	可阻斷體內雌激素之作用，用來治療或預防乳癌，也可用於治療其他種類的癌症	● 熱潮紅或盜汗 ● 陰道有分泌物 ● 經期不規則 ● 骨頭關節疼痛（少見） ● 手足或下肢水腫、腳抽筋（少見） ● 性慾減退	● 需定期監測血液、血鈣濃度及肝功能。 ● 本藥可能造成子宮內膜改變（如子宮內膜增生），須定期做婦科檢查。

三、乳癌常使用之人類上皮生長因子（HER2）標靶製劑

藥名	作用	可能之副作用	注意事項
Lapatinib（Tykerb）泰嘉錠	與 HER2 接受體的細胞內酪胺酸激酶產生強烈之抑制作用，以壓抑腫瘤細胞之生長	• 心臟毒性 • 腹瀉、嘔吐 • 手足症候群 • 肝功能異常	需規則追蹤心臟功能及肝功能
Trastuzumab（Herceptin）賀癌平	可以抑制有 HER2 過度表現的癌細胞，造成細胞死亡	• 心臟毒性 • 輸注反應	需規則追蹤心臟功能
Trasuzumab SC（Herceptin SC）賀癌平皮下注射	可以抑制有 HER2 過度表現的人類腫瘤癌細胞的增生，造成細胞死亡	• 心臟毒性 • 注射部位疼痛、瘀青（少見）	需規則追蹤心臟功能
Trastuzumab emtansine（Kadcyla，T-DM1）賀癌寧	HER2 抗體及化療藥物之結合體，有 HER2 陽性之乳癌細胞可以將此藥物吞噬入細胞內分解後，放出化療藥物，產生專一性毒殺癌細胞之作用	• 心臟毒性 • 肝臟毒性 • 血球低下 • 噁心、疲倦	需規則追蹤心臟功能及血液檢查

藥名	作用	可能之副作用	注意事項
Trastuzumab deruxtecan (Enhertu，T-DXd) 優赫得	HER2 抗體藥物複合體。藉由和癌細胞表面 HER2 抗原結合，進入癌細胞內，釋放出化療物質毒殺癌細胞鄰近癌細胞。	● 噁心、嘔吐 ● 血球低下 ● 咳嗽、間質性肺病	需規則追蹤心臟功能與肺部檢查
Pertuzumab （Perjeta） 賀疾妥	拮抗 HER2 接受體上之單株抗體，但其作用位置與賀癌平不同	● 心臟毒性 ● 輸注反應 ● 掉髮（少見）	需規則追蹤心臟功能

四、針對副作用之輔助藥物

藥名	作用	可能之副作用	注意事項
Aprepitant （Emend） 止敏吐	作用於腦部之 Neurokinin-1 （NK-1） 接受體的拮抗劑達到抑制嘔吐效果	● 打嗝、倦怠、虛弱 ● 肝功能異常	需注意藥物交互作用
Betamethasone Disodium Phosphate （Rinderon） 臨得隆注射液	治療嚴重過敏、氣喘及某些免疫失調的疾病	● 腸胃不適 ● 食慾增加 ● 水腫 ● 肌肉痛	
Famotidine （Famodine） 汎胃定注射劑／汎胃定膜衣錠	降低胃酸分泌	● 腹瀉、便秘 ● 肌肉疼痛	抽菸或喝酒會刺激胃酸分泌，影響藥品療效

藥名	作用	可能之副作用	注意事項
Granisetron （Kytril） 康你適強	高親和之 5HT3 受體拮抗劑	頭痛、便秘、嗜睡	會降低腸蠕動，小心腸阻塞
Hydrocortisone Sodium Succinate （Solu-cortef） 舒汝固體膚注射劑	治療嚴重過敏、氣喘及某些免疫失調的疾病	● 腸胃不適 ● 食欲增加 ● 水腫 ● 肌肉痛	
Metoclopramide HCl （Primperan） 腹寧朗注射液	紓解噁心、嘔吐、脹氣、食慾不振	● 睏乏、不安靜 ● 疲倦 ● 便秘、腹瀉	此藥可能會造成昏昏欲睡或暈眩
Megestral acetate （Giga） 美健生口服懸液劑	經由控制中樞神經來增進食慾，治療惡病體質引起之體重減輕	● 失眠 ● 血糖異常 ● 水腫	有血栓病史、腎上腺功能不全者要小心使用
Palonosetron （Aloxi） 嘔立舒	高親和性的 5HT3 受體拮抗劑	頭痛、便秘	會降低腸蠕動，小心腸阻塞
Pegfilgrastim （Neulasta） 倍血添	促進嗜中性白血球增生及成熟	● 頭痛、發燒 ● 注射部位不適 ● 骨骼疼痛 ● 心律不整	在化療治療中發生白血球低下時使用

五、乳癌常使用之新治療製劑

藥名	作用	可能之副作用	注意事項
Abemaciclib（Verzenio）捷癌寧	CDK4／6抑制劑，可以調控細胞週期依賴性激酶（cyclin dependent kinase，CDK），使細胞停滯於G1／S期不增生	● 腹瀉 ● 白血球低下 ● 肝功能異常 ● 靜脈血栓	需規則監測白血球
Atezolizumab（Tecentriq）癌自禦	免疫查核點抑制劑	● 腹瀉 ● 疲累 ● 內分泌代謝異常 ● 輸注反應	需規則追蹤免疫相關副作用
Everolimus（Afinitor）癌伏妥錠	屬於癌傳遞因子mTOR之抑制劑，可克服荷爾蒙治療的抗藥性。	● 口腔黏膜炎 ● 皮膚紅疹 ● 血糖上升 ● 肺發炎（少見）	注意口腔黏膜保護
Olaparib（Lynparza）令癌莎膜衣錠	為多聚ADP核糖聚合酶（PARP）抑制劑，用於BRCA基因突變轉移三陰性乳癌病人	● 貧血 ● 白血球下降 ● 疲倦、嘔吐	需檢測BRCA基因突變

藥名	作用	可能之副作用	注意事項
Palbociclib（Ibrance）愛乳適膠囊	CDK4/6 抑制劑可以調控細胞週期依賴性激酶（cyclin dependent kinase，CDK）使細胞停滯於 G1／S 期不增生	• 血球低下 • 疲倦、脫髮 • 感染	• 需規則監測白血球 • 避免使用葡萄柚汁
Pembrolizumab（Keytruda）吉舒達	免疫查核點抑制劑	• 腹瀉 • 疲累 • 內分泌代謝異常 • 輸注反應	需規則追蹤免疫相關副作用
Ribociclib（Kisqali）擊癌利膜衣錠	CDK4/6 抑制劑，可以調控細胞週期依賴性激酶（cyclin dependent kinase，CDK），使細胞停滯於 G1／S 期不增生	• 血球低下 • 肝功能異常 • 噁心、嘔吐	• 需規則監測白血球 • 避免使用葡萄柚汁
Talazoparib（Talzenna）達勝癌膠囊	為多聚 ADP 核糖聚合酶（PARP）抑制劑，用於 BRCA 基因突變轉移三陰性乳癌病人	• 貧血 • 白血球下降 • 疲倦、嘔吐	需檢測 BRCA 基因突變

3-5 乳癌術後的輔助治療

● 乳癌術後的輔助治療，依照腫瘤的特性，找出對每個病人最為適宜的治療與追蹤方式，是影響乳癌治療成效至為重要的一環。

● 隨著各式輔助治療的進步，大多數的乳癌患者，在妥善控制與追蹤下，都能夠在疾病控制與生活品質上，回復到未罹癌前的狀態。

● 真正會威脅到乳癌病患長期存活的，是重要器官發生轉移，而系統性的輔助治療，就是要在手術後的黃金時期，一舉廓清這些可能在未來威脅到人體的微小轉移，鞏固手術成果，確保病人的長期存活。

　　乳房專科醫師會觀察到一普遍現象，每當有公眾人物罹患乳癌的新聞出現，那一陣子到門診安排乳房檢查的病人數目就會上升。這表示大多數的女性對乳癌已經有相當程度的認知，也了解乳房相關檢查的重要性。的確，隨著乳癌篩檢的盛行，有越來越多的乳癌病灶能在早期就被發現，也印證了預防醫學三段五級裡面的次級預防，所謂「早期診斷，早期治療」能在乳癌這一女性重要惡性腫瘤上有效實踐。

　　除了早期診斷外，對乳癌治療成效至為重要的，是乳癌術後的輔助治療。臨床上常常觀察到一個有趣的現象，很多病人其實對手術無所畏懼，也希望能盡早將病灶摘除，但一旦講到化學治療，立刻裹足不前，開始尋求各種偏方，形成「不怕開刀，只怕化療」的特殊現象。甚至聽信各種謠言採用非常規的另類「治療」，錯失術後輔助治療的黃金時機，不只花錢傷身，一旦不幸局部復發或遠端轉移，實在令人惋惜!!

隨著各式輔助治療的進步，大多數的乳癌患者，在妥善控制與追蹤下，都能夠在疾病控制與生活品質上，回復到未罹癌前的狀態。對乳癌的治療，要以系統性疾病的觀念來看待，手術——也就是腫瘤移除，是對病灶的局部控制。但對於預防乳癌的復發與遠端轉移，更重要的是要將可能在手術前就已經跑出去的「漏網之魚」，進行有效的防治，而輔助治療，就是達成乳癌系統性治療的重要關鍵。

目前認為乳癌手術後的復發，源自於部分乳癌細胞的「微小轉移」，這些逃逸出去的癌細胞，無法以現在的影像檢查技術在乳癌診斷時就被發現，但會在乳癌手術後，隨著循環或淋巴系統，在人體裡面繼續存活，最後在遠端器官落腳增生，形成轉移。真正會威脅到乳癌病患長期存活的，是重要器官發生轉移，而系統性的輔助治療，就是要在手術後的黃金時期，一舉廓清這些可能在未來威脅到人體的微小轉移，鞏固手術成果，確保病人的長期存活。

乳癌術後的輔助治療，依照腫瘤的特性，先對病患將來可能復發轉移的風險進行評估（預後因子），也同時對不同的治療方式，來預測其可能的治療效應（預測因子）。這些預後／預測因子的組合，就決定了乳癌輔助治療的施予方式，包含了化療、荷爾蒙治療、和標靶治療等等。

這些不同的輔助治療可能單獨、接續或同時進行，而每種輔助治療有其適用的乳癌分型。找出對每個病人最為適宜的治療與追蹤方式，這需要乳癌病患對自身疾病有充分的了解，參與治療策略的制定，這也是影響乳癌治療成效至為重要的一環，值得我們深思與重視。

3-6 乳癌術後中西醫整合的現況

陳旺全醫師／中醫師公會全國聯合會名譽理事長

西醫治療過程常伴隨腸胃不適、眩暈、落髮、口腔潰瘍、癌因性疲憊或癌性疼痛等副作用，健保署為此推動中西醫整合方案，2019 年有兩千七百多名乳癌患者參與中醫門診加強照護計畫，另有近千名因癌症住院治療的患者接受中醫輔助醫療。

衛福部健保署長李伯璋教授表示，中西醫整合方案近年來在病人端反應非常良好，整體執行情形順利，政府會考慮持續進行，並且增列預算，使運作更完善。李署長特別強調，目前中西醫整合概念是「西醫為主，中醫為輔」，改善患者的生活品質，同時不會延誤治療時機與時程。

中醫用藥需依辨證論治的法則，也就是根據患者的體質及症狀選擇最合適的藥物。乳癌最常出現的中醫證型分為：

● **肝鬱氣滯**：症見乳房腫塊，不痛不癢，皮色不變，質地較硬，伴有情緒憂鬱，食慾不振，胸脇悶痛不舒，有時竄痛。治宜舒肝解鬱，理氣散結。常用方劑是逍遙散。「逍遙散」顧名思義是可使患者精神逍遙自在，它具有輕度的抗憂鬱及鎮靜作用。中醫常根據患者病情以逍遙散為基礎合併其他中藥，此稱隨證加減。口乾舌燥、夜間失眠等熱象明顯時加牡丹皮、山梔子、黃芩等清熱的藥物；胸悶、腹脹等「氣滯」症狀明顯時，可加枳殼、香附、元胡等理氣藥物；局部炎症顯著時可加蒲公英、夏枯草、龍膽草、半枝蓮等具消炎作用的清熱解毒藥物。

● **肝腎陰虛型**：症見有五心煩熱，兩脇隱痛，腰痠痛，兩目乾澀，頭暈耳鳴，咽乾，盜汗等。治宜滋補肝腎。選用六味地黃加減治療。

● **氣血兩虛**：症見晚期轉移，伴有頭暈目眩，心悸氣短，面色慘白，疲乏無力，腰痠腿軟，失眠盜汗，大便溏，小便清。治宜調理肝脾，補氣養血。選用方劑：益氣養榮湯加減治療。

放、化療或荷爾蒙治療的過程中會改變乳癌患者的體質。一般而言，放、化療都會引起疲倦乏力、食慾不振及骨髓抑制等全身症狀，但化療引起的全身症狀較為明顯。放療剛開始不久，患者會逐漸出現明顯口乾、舌燥、心煩、失眠等「熱證」。此時患者除了用甘露飲來「清熱滋陰」，平時應多喝開水，多吃具滋潤效果的水果（ 如：西瓜、水梨、柑橘類等 ），也應避免油膩或辛辣等刺激性食品。

一般而言，患者經西醫專科主治醫師評估，若建議同時接受中醫療法，如果是門診患者即轉介至乳癌團隊中的中醫師門診；如果是住院患者則會診乳癌團隊中之中醫師，由中醫師再次進行診察與充份溝通後，運用中藥、針灸、穴位按壓、飲食衛教或生活方式調整等，給予妥善而且合適的治療。

總之，中、西醫藥治療乳癌各有特色。目前是以西醫療法為主，設法殲滅癌細胞，並以中醫為輔調整患者體質以提高防衛及免疫能力並降低副作用，如此，可以提供乳癌患者全方位而且接近個人化的治療。

Part 4

專題探討——乳癌面面觀

- 4-1 乳癌治療與生育不必二選一，年輕乳癌患者的重要課題…… 158

- 4-2 老年人乳癌治療指引…… 164

- 4-3 乳癌基因檢測與個人化醫療…… 169

- 增訂 4-4 循環腫瘤細胞與次世代基因定序…… 306

- 增訂 4-5 早期三陰性乳癌的免疫檢查點抑制劑合併術前化療（新輔助治療）…… 314

- 增訂 4-6 三陰性乳癌治療的新曙光—魔法子彈…… 318

- 4-7 三陰性乳癌的免疫療法…… 173

- 增訂 4-8 你所不知道的 HER2 弱陽性…… 323

- 4-9 肥胖與乳癌的關係…… 177

- 4-10 環境荷爾蒙與乳癌關係……181

- 4-11 醫療迷霧中的明燈——醫病共享決策及就醫提問的應用……185

4-1 乳癌治療與生育不必二選一，年輕乳癌患者的重要課題

- 生育能力是年輕乳癌患者需考量的因素之一。

- 治療必需考慮生育能力的保存，包括凍卵、凍胚胎或施打卵巢保護針劑。

- 年輕乳癌患者所受身心衝擊巨大，更需要周遭的關懷。

過去三十年間，乳癌的發生率大幅增加，目前乳癌是台灣女性發生率最高的惡性腫瘤，在台灣約有三千位女性乳癌患者，是在生育年齡（45 歲之前）時被診斷出來，約占全體乳癌患者的兩成左右。由於教育及工作機會的普及，現代女性普遍晚婚晚孕，因此更可能在完成生育規劃之前就被診斷罹患乳癌，加上台灣乳癌的好發年齡比歐美較為年輕，所以生育議題更顯重要。

美國癌症醫學會曾提出重要聲明，建議醫師面對癌症病患，必須將生育能力列入治療考慮因素之一。現在醫師只要碰到育齡癌症患者，都先了解患者生育經驗及未來生育規畫，如果還要生育，擬定治療計畫就要考慮生育時機，同時要轉介患者接受生殖醫學團隊的評估。

隨著乳癌治療方式的進步，乳癌患者的存活機會也大幅增加，第一期乳癌的五年存活率超過 95%，第二期乳癌的五年存活率也高達 88%。在這種情況下，乳癌治癒後的女性朋友也有足夠的時間來

生育。文獻也發現乳癌患者於治療之後懷孕並不會增加乳癌的復發機會。不過在癌症治療過程中所使用的化學治療，卻非常可能傷害卵巢功能，約有八成的年輕乳癌患者在接受化學治療後停經，且再也無法恢復生育能力。因此如何在治療乳癌的同時保留卵巢功能及生育能力，是當前值得重視及探討的問題。

不同化療藥劑對生育力的影響隨著年齡有所不同，在 35 歲以前，接受化療後約有 9 成的女性在一年內月經可以恢復，而 35～40 歲這個年齡層，月經恢復正常的比例約 50%。目前尚無證據證實在懷孕期間，所引發的荷爾蒙變化會增加乳癌的復發機會，但是治療多久之後才懷孕對胎兒或母親會比較「安全」也尚未有定論。一般認為，乳癌復發的風險會隨著間隔時間而減少，所以最好能 2～3 年之後才懷孕。

由於乳癌的化學治療極可能會傷害卵巢功能，因此保留卵巢功能的方法大致可分為兩大類，一類是在化學治療前保留一部分卵子或卵巢組織，另一類則是在接受化學治療時減少對卵巢的傷害，而這些方式也證實可大幅增加治療後病患受孕的機率。以下將分別介紹這兩類方式。

卵子冷凍保存

在接受化學治療之前若能先將卵子細胞、胚胎或卵巢組織保存起來，這樣等乳癌治癒後，就能使用未被化學治療影響的卵子細胞、胚胎或卵巢組織來懷孕。

　　將卵子冷凍保存在 −196°C 的液態氮桶中。冷凍卵子解凍之後的受精率、胚胎發育能力及懷孕率都與新鮮卵子相當，因此已經普遍運用在臨床上。為了要<u>盡量保存生育功能，又不希望延誤乳癌的治療，因此目標是在最短的時間內取得最多的成熟卵子加以冷凍保存</u>。

　　為了要達到這個目標，必須使用排卵針，其主要成分是濾泡刺激素（follicle-stimulating hormone，FSH），以皮下注射的方式使用，刺激卵巢中的濾泡成長。過去排卵針需要每天注射，不過現在已經發明出長效型排卵針（Corifollitropin alfa，**商品名伊諾娃 Elonva**），注射一次可以維持七天，大幅減少注射的次數。傳統上卵巢刺激會在月經後第二天或第三天開始，不過近年來發現，其實在月經週期的任何階段都可以開始，不需要為了等月經來而延誤治療。一般在使用排卵針 8 到 10 天後，當濾泡足夠成熟時，施打破卵針，其主要成分是人類絨毛膜性腺激素（human chorionic gonadotropin，HCG），注射破卵針 36 到 38 小時後以陰道超音波導引方式，取出卵子予以冷凍保存，整個過程通常在兩星期內可以完成。

　　另外若患者已婚，也可以考慮讓卵子與先生的精子受精，形成胚胎後冷凍保存。卵子冷凍與胚胎冷凍的成功率是相當的，但要提醒患者的是，人工生殖法有明文規定，冷凍胚胎在夫妻離婚或有一方死亡時，必須立刻銷毀，使用時也需要配偶的同意，限制較多。

　　<u>冷凍保存卵子最好能在開始化療之前進行</u>，以免化療藥物影響卵子的發育及功能，這有賴於乳癌的醫療團隊能及時轉介病患進行相關的諮詢。

化療時保護卵巢功能

　　冷凍保存卵子需要在適當的時機進行，有相當的費用，更需要有品質穩定、技術純熟的生殖醫學中心配合，不見得適合每位乳癌患者，因此可以考慮另外一種方式，就是在化學治療時，合併使用促性腺激素釋放素類似物（gonadotropin-releasing hormone analogues，GnRHa），保護卵巢不被化療藥物所傷害，以保留將來的生育能力。有不少的臨床試驗發現這種方法可以有效的保護性腺功能，減少卵巢衰竭的風險，增加未來懷孕的機會，也不會影響乳癌的治療效果。

　　目前有許多種 GnRHa 可以選擇，而經臨床試驗證實有效的藥物主要有 Triptorelin 3.75mg（商品名弟凱得 Decapeptyl），每四週注射一次，或是 Goserelin 3.6mg（商品名諾雷德 Zoladex），同樣每四週注射一次。兩者都能夠有效的防止化學治療對卵巢功能的傷害。

　　但是仍有部分病患依此方式處置仍發生化療後停經，所以併用兩種方式較為保險。

🔍 豆知識

促性腺激素釋放素類似物（gonadotropin-releasing hormone ana-logues，GnRHa）：GnRH 是下視丘分泌的荷爾蒙，作用於腦下垂體，使其釋放濾泡刺激素（FSH）和黃體成長激素（LH），而 GnRH 就是其類似物，臨床上可以讓卵巢對化學治療藥物不那麼敏感，減少卵巢損傷。

用正面思考可提升治癒率

年輕乳癌患者，一旦被醫生告知不幸的消息後，通常的反應都是有如「晴天霹靂」的難以接受，因為她們怎麼也沒料到自己會罹患乳癌。在接受治療的過程中，這些年輕女性更是經常情緒低落，因為她們原本處於人生、事業或是婚姻的起步，對於未來可能失去幸福、事業、家庭，甚至得面對提前來到的更年期，實在難以承受之重。

超過五十歲的婦女患者通常比較能控制自己的情緒，並踏實地接受醫師的治療與建議，但是年輕的患者則傾向易怒、自暴自棄，甚至自認為命運多舛等種種情緒的影響，反而造成治癒的機率難以控制。因此，年輕患者的配偶或是周遭的親友，應該要更細心陪伴她們，協助克服種種生理及心理上的障礙，病人才有康復和樂觀的未來。

總之，國人的年輕型乳癌發生率雖然與歐美國家相比較高，但只要能早期診斷、接受正確的手術治療與後續藥物治療，仍然有治癒機會。年輕女性乳癌患者在心理及社會（psychosocial）層面所受到的衝擊和傷害，更需要周遭你我付出更大的關懷，幫助她們走出更美麗的人生下一個階段。

關心與叮嚀

年輕患者的生育需求，有很多方式來達成且不影響治療，因此乳癌治療及生育得以兼顧，治療前的討論及安排很重要。

年輕型乳癌患者的治療決策參考指引

已確診乳癌，對懷孕的考量…

1 確診乳癌，未來有懷孕規劃… ➡ 轉介生殖醫學團隊評估 ➡
- 目標：預做準備，保留卵巢功能。
- 選擇方案：
  1. 冷凍卵子、冷凍胚胎。
  2. 化療時，保護卵巢功能。

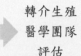

⬇

乳癌治療完成後，
建議 2~3 年再準備懷孕。

2 乳癌治療中，意外發現懷孕… ➡
- 目標：降低治療對胎兒的影響。
- 考量層面
  1. **手術治療**：不會有影響。
  2. **化學治療**：請參考（3），並與醫師共同討論。
  3. **放射治療**：只要把骨盆腔遮好，不須煩惱對生殖細胞的殺傷力。
  4. **荷爾蒙治療**：對胎兒可能會造成一定的影響，所以在服藥期間不要懷孕為妥，如果想要懷孕，建議五年以後。

3 孕期中，發現罹患乳癌…… ➡
- 目標：降低治療對胎兒的影響。
- 考量層面
  1. **懷孕初期**：建議治療性流產。但若孕婦想保住孩子，則可以先進行改良型根除性乳房切除術，至懷孕中期視情況考慮是否介入化療。
  2. **懷孕中期**：建議進行改良型根除性乳房切除術，但若孕婦乳癌狀況不理想，能在胎兒較成熟時，採取化療。
  3. **懷孕後期**：建議進行改良型根除性乳房切除術，但是化療與放療待胎兒出生再進行。若胎兒成熟，可提早引產或剖腹產。

4-2 老年人乳癌治療指引

- 隨著高齡社會的來臨，老年乳癌患者勢必增加。

- 治療強度的考量應著重其功能年齡的評估。

- 藉由周全性老年評估工具（Comprehensive Geriatric Assessment，CGA）的幫助，可改善老年癌症患者的治療結果。

- 在健康情況適合之下，應提供無差別的乳癌治療予老年患者，以達最佳效果。

　　觀察美國乳癌的年齡發生率隨年齡的增加而升高，在過去，台灣乳癌發生的高峰期是在 45 到 55 歲之間，自 1960 年代以後，伴隨著飲食西化和生活工業化影響，台灣乳癌的年齡別發生率漸漸傾向歐美國家的趨勢隨年齡升高而增加，再加上現今醫療的進步，國民的平均壽命不斷增加，高齡化社會的時代來臨之後，未來老年人乳癌的人數相信會急遽增加，必定成為乳癌防治的重要課題。

老年乳癌患者的臨床治療指引

　　1.照顧老年癌症患者不僅只考慮實際年齡，亦需評估其功能年齡。

　　2.台灣老年乳癌患者比例有逐年上升的趨勢。

　　3.使用周全性老年評估（Comprehensive Geriatric Assessment，CGA）可幫助老年癌症患者的治療選擇。

　　4.CGA 可發現老年患者多面向問題，幫助建立個人化的照顧方式：

- CGA 是藉由多專科團隊根據 8 種面向評估老年患者：共病症、營養、功能狀態、疲累、認知功能、用藥、心理狀態、社會

支持。以 CGA 為基礎的照護方式，在老年患者中可改善存活、減少功能喪失及未預期的入院。

5.臨床試驗已證實了，進行 CGA 可顯著改善老年癌症患者的治療結果（如下圖），因而能在治療決策的過程中有所幫助。

CGA 能發現
- 常規檢查中無法察覺的問題
- 預測因治療而發生的併發症與不良反應

- 2014 年國際老年腫瘤學會（International Society of Geriatric Oncology，SIOG）對老年癌症患者進行 CGA 提出七個關鍵的建議：

- 可幫助預測 70 歲以上患者的治療結果。

- 許多老年患者問題在詢問病史或理學檢查無法發現，需 CGA 提供資訊。

- 老年評估最重要的是功能狀態與共病症，這些可以預測治療結果。

- 對不同癌與治療處置（treatment setting）可預測患者整體存活。

- CGA 的結果會影響治療的決定，但此影響力變異性很大。

- 應該包括的重要項目：共病症、營養、功能狀態、疲憊、認知功能、老年症候群、心理健康狀態、社會支持等。

- 如何在臨床應用 CGA，端看如何運用可得的資源，建議應採取多專科團隊合作方式。

6.老年乳癌患者接受標準治療的比例相對於整體患者而言偏低。70 歲以上老年患者在進行手術、化療、放射線療法與抗第二型人類表皮生長因子接受體（human epidermal growth factor receptor 2，

HER2）療法的比例都較整體族群低：

	整體族群	老年患者（＞70歲）
乳房保留手術	57%	26%
放射線療法	89%	59%
抗 HER2 療法	14% 未接受	17% 未接受

造成高比例老年患者未接受適當治療的原因：也許是家庭支持不足、對副作用的期望有誤差等，需要更好的工具來幫助篩選出該進行治療的患者並實際執行。

7.**影響老年乳癌患者是否接受手術的因子眾多**：包括：共病症、交通不便、較差的功能狀況、個人喜好、社會支持不足、對生活品質的擔憂、不長的預期壽命。對老年乳癌患者的診斷與治療不足，都會影響他們的存活結果。

8.世界各國研究發現老年乳癌患者的手術治療模式與結果都和年輕患者不同。

9.國際老年腫瘤學會（international society of geriatric oncology）SIOG 建議仍應提供老年乳癌患者與年輕患者相同的手術治療選擇。

乳房保留手術 （breast conserving surgery，BCS）	可讓患者保留較好的身體形象
乳房根除術	則應提供給較晚期的患者
放射療法	若手術後無法耐受傳統放射療法，可以低分次放射治療或進行部分乳房放射治療。

對於老年患者，淋巴結廓清術（axillary lymph node dissection，ALND）可能會引起併發症或惡化原有的共病症。因此對於腫瘤小於 2～3 公分且沒有臨床證據顯示腋下淋巴轉移的老年患者可提供哨兵淋巴結切片術（sentinel lymph node biopsy，SLNB）。不過

ALND 仍是高風險腫瘤或臨床上有腋下淋巴轉移證據患者的建議療法。

10. 老年乳癌患者的放射治療應思考共病、已在服用的其他藥物、以及是否可以降低治療的毒性。2018 ASTRO 指引建議所有早期患者都應該用 3 ～ 4 週的低分次放射治療（hypofractionation）。低分次指的是降低劑量，也就是將治療的次數或時間降低。或者也可以考慮以局部的方式進行放射治療。

- **建議年紀大的患者**：低劑量、一週一次治療即可。

- **老年乳癌患者在某些狀況下可選擇不進行放射治療**：在老年的早期乳癌患者中，單用 Tamoxifen 治療而不做放射治療是合理的選擇。

- **老年乳癌患者也可單用放射治療**：老年患者可以考慮不要長期服用 Tamoxifen，轉而接受一週的放射治療，但這樣的選擇必須考慮社經地位、已在服用的藥物、共病症等因素。

11. 臨床上無淋巴轉移的老年乳癌患者，可能可考慮不做腋下手術（axillary surgery）。在適當的老年乳癌患者中可考慮調整放射治療的方式，或甚至不進行放射線治療。美國國家癌症資訊網（NCCN）指引建議在至少 70 歲的乳癌患者中，如果臨床上淋巴結為陰性、且為雌激素受體（estrogen receptor，ER）陽性的第一期患者，可以考慮不做放射治療。

12. 對於無法接受手術或拒絕手術的老年乳癌患者，仍可使用荷爾蒙療法治療。針對早期乳癌（early breast cancer）的老年患者，應考慮各種藥物的益處與患者的狀況選擇：

- **荷爾蒙治療**：對於腫瘤很小、長得很慢、期別很低，且餘

命不長的老年患者，臨床指引仍建議，如沒有特別的禁忌症，這些患者仍應給予荷爾蒙療法。

- 化療：St. Gallen 指引建議年齡不應是輔助性化療的禁忌，而是需考慮患者的健康狀態、癌症復發的風險、治療可能得到的益處以及患者的偏好選擇來決定。

- 針對晚期乳癌（advanced breast cancer）的老年患者：荷爾蒙療法合併 CDK4 ／ 6 抑制劑或 mTOR 抑制劑應是有效且安全的，化療的毒性反而相對較高。

乳癌的存活率逐年上升

根據過去的經驗，與年輕人乳癌相比，老年人有明顯未能完全依建議指引來治療的傾向，進而影響病人的存活。近年來由於乳癌治療的進步，在美國，自 1995 年以後乳癌的死亡率逐年下降，但最大的降幅在 29 ～ 40 歲族群，每年下降 2.39%，反觀大於 75 歲的老年乳癌每年只有 1.14%。

現在由於醫療的進步，加上國人漸漸注重養生，老年人的身體狀況其實也可以保持的很好，因此，未來在面對老年乳癌的病人，不應有先入為主的觀念，應先整體性評估病人的身體狀況，如果許可的話，還是依照指示的標準建議治療，相信會對病人帶來最佳的治療效果。

關心與叮嚀

年紀大但健康狀況良好的病人，應該得到無差別的最佳化治療。

4-3 乳癌基因檢測與個人化醫療

● 基因檢測目的主要是針對遺傳性乳癌，偵測胚源細胞有無突變，作為個人健康管理與定期篩檢的參考。以 BRCA 基因突變為例，若家族中同時有卵巢癌與乳癌患者，或是出現早發性乳癌病患，就可能需要進行基因諮詢（genetic counselling）。

　　我們常常會看到乳癌基因檢測的訊息與相關報導，何謂乳癌的基因檢測？誰需要接受乳癌的基因檢測？乳癌的基因檢測和個人化醫療有何關聯？這些都是大家關心的議題。

　　一般而言，惡性腫瘤（癌症）是基因突變累積的結果，乳癌的發生包含來自先天遺傳變異的胚源細胞突變（germline mutations）與後天發生的體細胞突變（somatic mutations），這是指人類一生從受精卵開始，無時無刻都在進行的細胞分裂與複製，其過程中可能發生錯誤，如無法修正，長期累積導致癌化。就如基因是生命的藍圖，藍圖上基因編碼的錯誤會造成癌細胞無限制的增生與侵襲轉移，隨著時日推移則形成臨床上所看到的癌症病灶並威脅人類的健康與生命。

　　乳癌由於是最為常見的女性惡性腫瘤，對乳癌在基因變異與分子醫學上的了解，一直都是走在腫瘤治療的最前端。乳癌可藉由雌激素受體（estrogen receptor）或黃體素（progesterone receptor）受體的有無，區分為荷爾蒙受體陽性與陰性的腫瘤，這是乳癌在分子生物學上最重要的大分類，也和乳癌的臨床預後，與預測荷爾蒙調節藥物的治療效果有重要相關。此外大約 25% 的乳癌會出現 HER2 基因（第二型人類表皮生長因子接受體）過度表現的現象，

169

通常 HER2 陽性的腫瘤因為侵襲力強故預後較差，但專一針對 HER2 標靶藥物出現問世後，HER2 陽性的狀態，又成為預測標靶藥物治療效果的重要因子。

過去十年藉由微陣列（microarray）晶片分析乳癌基因表現的進展，目前乳癌可以依照特定基因轉錄體（transcriptome）表現的型態，區分為管腔 A 型、管腔 B 型、類基底型與 HER2 過度表現型這四種分子亞型，乳癌是由這四種基因突變與臨床表現皆迥然不同的次分類組成的疾病集合。可以說乳癌不再是單一疾病，而是在基因突變、基因轉錄與蛋白質轉譯層次上都有特定脈絡可循的各種次分類組成，辨識出不同的分子亞型並找出特定基因突變，甚至相對應的治療標的，就是美國歐巴馬總統揭櫫的個人化醫療的終極理想。

基因檢測走進臨床，除了 HER2 陽性腫瘤的多種抗 HER2 標靶藥物的廣泛使用外，在荷爾蒙受體陽性與三陰性乳癌上針對特定基因突變的標靶藥物使用，仍處在萌芽的階段。

傳統化療的使用不考慮個人基因突變的特性，而是以腫瘤大小、區域淋巴結侵犯有無等解剖學因素，來評估腫瘤復發或轉移風險，作為決定是否化療或是選擇藥物的指引。許多新發展的標靶藥物，都處在臨床試驗的階段，在這些試驗結果證實療效並核准使用前，依基因檢測結果就貿然使用標靶藥物，會導致適應症外使用（off-label use）的風險，也因此進行任何的基因檢測，都需要臨床醫師判讀檢測結果，才不至於暴露於基因檢測不當判讀的後果，甚至延誤病情。

對於高風險的健康女性，基因檢測目的主要是針對遺傳性乳癌，也就是偵測胚源細胞突變有無，作為個人健康管理與定期篩檢的參考。以最著名的 BRCA 基因突變為例，若家族中同時有卵巢癌與乳癌患者，或是出現早發性乳癌病患，就可能需要進行基因諮詢（genetic counselling）。

　　若基因檢測出致病高風險的特定突變，後續的處理卻可能令受試者陷入兩難，因此也需要專業醫師及遺傳諮詢師之協助判讀。隨著次世代定序（next generation sequencing）與癌症基因地圖（The Cancer Genomic Atlas，TCGA）的建置，乳癌的基因解碼確實朝個人化精準醫療邁出一大步，其所帶來的衝擊無論在疾病防治、個人隱私與自主、還有社會與國家政策等皆不容小覷，值得吾人深思。

豆知識

1 乳癌的分子亞型（molecular subtype）
是根據免疫組織化學染色，檢測以下幾種蛋白質和接受體：

- ER（estrogen receptor，動情激素接受體）
- PR（progesterone receptor，黃體激素接受體）
- HER2（Human epidermal growth factor，人類上皮細胞生長因子接受體第 2 型）
- Ki67（代表腫瘤細胞增殖速度）

藉此區分乳癌的種類。這樣分類最大的意義在於：治療更具針對性，減少副作用並增加療效。

2 BRCA1、BRCA2
BRCA1 與 BRCA2 這兩個基因是屬於抑癌基因（tumor-suppressor gene），負責雙股 DNA 損壞的修復機轉。若這兩個基因其中之一發生缺陷，則雙股 DNA 受到攻擊斷裂後，會無法正確修復，當細胞內 DNA 壞損累積到一定程度，則細胞就會發生癌變。

3 基因轉錄（Transcription）
在 RNA 聚合酶的催化下，遺傳資訊由 DNA 複製到 RNA（尤其是 mRNA）的過程。作為蛋白質生物合成的第一步，轉錄是合成 mRNA 以及非編碼 RNA（tRNA、rRNA 等）的途徑。

4 基因轉譯（Translation）
是蛋白質生物合成（基因表現中的一部分，基因表現還包括轉錄）過程中的第一步。轉譯是根據遺傳密碼的中心法則，將成熟的信使 RNA 分子（由 DNA 通過轉錄而生成）中「鹼基的排列順序」（核苷酸序列）解碼，並生成對應的特定胺酸序列的過程。但也有許多轉錄生成的 RNA，如轉運 RNA、核醣體 RNA 和小核 RNA 等並不被轉譯為胺酸序列。轉譯的過程大致可分作三個階段：起始、延長、終止。轉譯主要在細胞質內的核醣體進行，胺酸分子通過轉運 RNA 被帶到核醣體上。生成的多肽鏈（即胺酸鏈）需要通過正確摺疊形成蛋白質，許多蛋白質在轉譯結束後還需要進行轉譯後修飾才具有真正的生物學活性。

4-7 三陰性乳癌的免疫療法

- 三陰性乳癌腫瘤的特徵：（1）較多浸潤淋巴球、（2）乳癌細胞有較多的基因突變、（3）腫瘤抗原表現（4）有較高的免疫查核點分子（PD-L1）表現。這些特徵是預估免疫療法療效的預測因子，顯示三陰性乳癌使用免疫療法可能比較有療效。

- 臨床試驗發現使用免疫查核點抑制劑（Atezolizumab）搭配化療進行轉移性三陰性乳癌的第一線治療，比對照組（傳統化療），明顯增加存活期。

- 早期三陰性乳癌的新輔助治療臨床試驗，發現加上免疫查核點抑制劑（Pembrolizumab），更有效在術前縮小腫瘤。

隨著醫學的進步，才開始發現「免疫查核點」的重要性。免疫查核點的分子有點像是免疫系統的煞車，負責抑制免疫的過度反應，而癌細胞非常狡猾地利用這些免疫查核點的分子來抑制免疫系統，逃脫免疫細胞的攻擊。

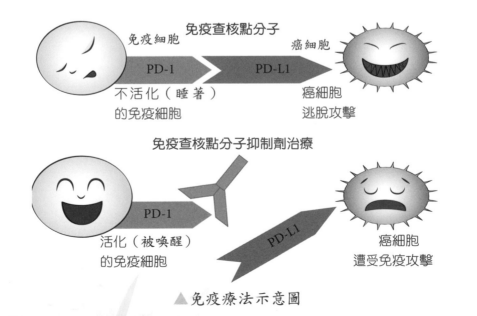

▲ 免疫療法示意圖

「免疫查核點」的研究突破

近來研究發現，雖然對身體的免疫系統而言，癌細胞算是外來物，但癌細胞有別於一般病原菌，常常躲過免疫細胞的檢查與攻擊，其根本原因就是癌細胞透過免疫查核點壓制 T 淋巴細胞的毒殺信號，保護自己免受攻擊。

目前有許多的免疫查核點分子被發現，包括：CTLA-4 會降低 T 細胞對腫瘤細胞的攻擊；PD-1/PD-L1 則會造成在腫瘤周圍的免疫 T 細胞處於沉默（不活化）的狀態，不去攻擊癌細胞。

因此，科學家發現如果能設計針對癌細胞的「免疫查核點抑制劑（immune checkpoint inhibitor）」，便可喚醒原本沉睡的免疫系統來對抗癌細胞。經過大型臨床試驗證明：免疫查核點抑制劑的抗癌療效比先前的刺激免疫反應的藥劑來得好。

三陰性乳癌與免疫的關係

從乳癌的組織研究發現，三陰性乳癌有一些特徵較其他乳癌亞型明顯：

- 較多浸潤淋巴球。

- 較多基因突變，又稱「腫瘤突變負擔（Tumor mutation burden，TMB）」。

- 腫瘤抗原表現比較容易讓淋巴系統辨識為外來物。

- 有較高的免疫查核點分子 PD-L1 的表現。

上述特徵可說是預估免疫療法療效的預測因子，一些基因研究也發現三陰性乳癌比較容易有免疫系統相關基因活化，顯示三陰性乳癌細胞對於免疫療法可能比較有療效。

豆知識

- **免疫查核點**（Immune checkpoints）：分布在免疫細胞上的一些蛋白分子，在免疫系統中負責調節（抑制）免疫信號，避免身體因過度的免疫刺激作用，造成損害。

- **浸潤淋巴球**（Tumor infiltrating lymphocyte，TIL）：腫瘤生長過程中，在腫瘤附近會有淋巴球形成，浸潤在腫瘤之間或腫瘤周邊。

- **腫瘤突變負擔**（Tumor mutation burden，TMB）：即腫瘤細胞DNA上究竟承載了多少突變。

- **新輔助治療**（Neoadjuvant therapy）：即手術前的化學治療，企圖藉由全身性藥物治療使原發腫瘤縮減體積，有利於將來手術進行移除腫瘤和減少全乳切除的機會，使病患有機會得以保留乳房外觀完整性。

- **生物標記**（Biomarker）：又譯為生物指標、生物標誌物，指在血液中的某種蛋白質，通過測量它，可以反映出某種疾病是否出現或嚴重程度。

- **多基因指標測試**（multiple gene panel test）：是一種實驗室測試，查看組織樣本中某些基因的活性。多基因指標測試有助於發現某些基因中的突變，這些突變可能會增加人們罹癌的風險，同時其也可以用於擬定治療方案、預測癌症是否擴散或復發。

三陰性乳癌與免疫療法

藥廠針對三陰性乳癌進行免疫查核點抑制劑的臨床試驗研究，這類研究在 2018 年獲得兩個重大的突破：

- 第一個成功的免疫療法三期臨床試驗 IMpassion130。

第一次證明了使用免疫查核點抑制劑（Atezolizumab）搭配化學療法進行轉移性三陰性乳癌的第一線治療，相較於標準對照（傳統化療）組別，<u>能明顯增加存活期</u>，且這樣的免疫療法的效益在<u>有表現 PD-L1 的患者</u>中效益更為顯著（大約有 40% 三陰性乳癌病患有 PD-L1 的表現）。

175

因為這個重大突破使癌自禦（Atezolizumab）藥物已在各個國家（**包括台灣**）核准使用於轉移性三陰性乳癌病患。未來預期還會有其他免疫療法搭配不同化療藥物的臨床試驗將陸續公布其臨床試驗結果，以探討不同化療藥物和免疫療法合併的療效。

● 在早期三陰性乳癌的新輔助治療臨床試驗中，也發現將另一個免疫查核點抑制劑吉舒達（Pembrolizumab）搭配化學療法，能在手術前更有效地縮小腫瘤，未來有機會使癌症復發的機率更小，達成「免疫癌症」的終極目標。

未來趨勢

過去認為啟動人體自身的免疫系統攻擊癌症細胞，是遙不可及的夢想，但經過數十年的研發與努力，已逐漸成為癌症治療的新趨勢。新一代的免疫查核點抑制劑相較於傳統化學治療、放射治療、標靶治療，在一些臨床試驗中已能觀察到顯著延長病人存活期，並有較高的安全性。癌症免疫治療的發展不僅是醫學發展的里程碑，也期盼能帶給病人新的治療選擇，成為病患的新契機。未來的免疫療法趨勢包括：更多及更有效的免疫查核點抑制劑，結合精準醫學個人化的基因學研究，在異質性極高的三陰性乳癌族群中發掘出適合免疫療法的生物標記（Biomarker）或多基因指標（multiple gene panel），以進一步協助醫師為患者選擇最適當的藥物治療方式、並隨個別病人進行個人化治療，此外，各種新式的細胞療法也在逐步發展中，雖然目前尚未有確定療效，但值得期待未來的突破。

4-9 肥胖與乳癌的關係

● 肥胖與乳癌息息相關，平日在生活中要落實體重控制，從運動、
飲食養成良好的健康生活習慣，能減少乳癌的發生率。

肥胖

✿ 肥胖的定義

肥胖是指一個人的身體有不正
常、高比例且不健康的身體脂肪。目
前評估肥胖的都是使用身體質量指數
（Body Mass Index，BMI）來計算。

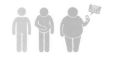

【公式】
BMI= 體重（公斤）/ 身高^2（公尺）

【評估】
體重過輕的 BMI：<18.5
健康體重的 BMI：18.5 ～ 24.9
體重過重的 BMI：25.0 ～ 29.9
肥胖的 BMI：>30.0 ※ 依 WHO 標準

✿ 脂肪導致癌症的機轉

肥胖造成過量三酸甘油脂（triglyceride）囤積在脂肪細胞，導
致脂肪細胞體積的過度擴張，誘發缺氧和壞死，加上發炎細胞激素
的產生以及免疫細胞的湧入，營造一個慢性發炎的環境。

在組織學上可以見到許多巨噬細胞（macrophage）被吸引到脂
肪組織，環繞在凋亡的脂肪細胞外圍，形成「皇冠狀結構（crown-
like structures，CLS）」。令人驚奇的是，在乳癌手術切除的乳房
組織中，皇冠狀結構（CLS）佔了將近 50%。如今，發炎反應、抗
拒細胞死亡與代謝改變已是公認的癌症三大特徵。

此外，那些承受病理性擴張的脂肪細胞，在經歷氧化和內質網
壓迫的進一步傷害後，成為失能脂肪細胞。失能脂肪細胞藉由不適

當釋放有絲分裂及促發炎因子，在肥胖與癌症的交互關係中扮演非常重要的角色。

❋ 肥胖與乳癌的關係

除了上述失能脂肪細胞—發炎—癌症的關聯外，肥胖也會使乳房脂肪組織中的肌纖維母細胞（myofibroblasts）數量增加，營造一個較多纖維，較堅硬的胞外基質（extracellular matrix，ECM）。而這樣的乳房脂肪重塑（remodel），不僅會增加乳房癌變的風險，也會使已存在的腫瘤更有侵犯性。

❋ 肥胖與腸道菌

目前有一項人體試驗發現，肥胖者腸道中一種洩殖腔腸桿菌特別多，但當其成功減重後，就偵測不出來，再者當志願者接受纖瘦者的腸內菌後，血清內胰島素敏感性即明顯地增加，表示人身上腸內菌也可影響胖瘦，或許未來真能利用不同抗生素劑量或益生菌控制腸內菌，進而影響人的胖瘦。

肥胖與乳癌的關聯

❋ 肥胖增加罹患乳癌的風險

過重、肥胖者有較高的罹患乳癌風險。停經後肥胖女性相對於健康體重的女性，增加 2 倍的停經後罹患乳癌風險。主要原因是女性停經後，脂

身體質量指數	罹患乳癌風險
BMI>25	增加 17%
BMI>30	增加 37%
BMI>35	增加 60%

肪組織成為雌激素的主要來源，而過多的雌激素會增加罹患乳癌的風險。

✽ 肥胖也是乳癌復發及死亡的不良預後因子

BMI > 40 的重度肥胖者，乳癌死亡率是 BMI < 20.5 纖瘦者的三倍。

✽ 肥胖的乳癌患者對「血管內皮細胞生長因子抑制療法（Anti-vascular endothelial growth factor therapy，anti-VEGF therapy）的反應較差

乳腺與乳腺腫瘤本來就有著大量的脂肪組織，而目前世界上又有近 70% 的乳癌患者處於肥胖或超重的狀態。肥胖與伴隨而來的發炎因子和細胞生長因子，會使癌細胞對此治療方法產生抗藥性，減弱 anti-VEGF 療法對血管生成、腫瘤生長和轉移的抑制作用。

如何控制肥胖

乳癌可藉由維持健康生活型態，來預防與生活型態有關的可修改危險因子（modifiable risk factor）及修正生活中的危險因子。

✽ 均衡飲食

- 減少攝取脂肪和糖分，限制熱量的攝取。
- 增加蔬果、豆科食物、堅果穀物等的攝取。
- **避免飲酒**：酒喝越多，致癌風險越高。即使少量喝酒，其得到乳癌的機會為不喝酒的 1.04 倍，而過量飲酒其罹患乳癌的機會則為不喝酒的 1.61 倍，因此國健署呼籲避免飲酒，才能降低各種因喝酒造成的健康危害。

- 可參考國健署「我的餐盤」六口訣：

| 每天早晚
一杯奶 | 每餐水果
拳頭大 | 菜比水果
多一點 | 飯跟蔬菜
一樣多 | 豆魚蛋肉
一掌心 | 堅果種子
一茶匙 |

✳ 規律運動

- 有規律運動的女性，其罹患乳癌的機率比不愛運動者降低 2 至 4 成。女性每週多運動 1 小時，約可降 6% 罹患乳癌的機率。

- 規律的運動（**成人每週需達 150 分鐘**）。

- 將體能活動融入日常生活中，即能保持規律的運動習慣，可參考下圖衛生福利部的「運動不設限」。

無形之中做運動

在家裡
- ✔ 伸展運動
- ✔ 家庭有氧健康操
- ✔ 到前 / 下一站倒垃圾
- ✔ 幫忙家事（擦地板、園藝、抱小孩）
- ✔ 居家簡易肌力訓練（如仰臥起坐、伏地挺身、彈力球、彈力帶）

放假時
- ✔ 室內－游泳、羽球、有氧舞蹈、排球
- ✔ 室外－健走、慢跑、騎腳踏車、網球、籃球
- ✔ 假日與家人去爬山或從事戶外活動
- ✔ 步行前往超市、傳統市場、花市

在社區
- ✔ 到公園散步、溜狗
- ✔ 到社區民眾活動中心打球
- ✔ 參加運動社團（如元極舞、太極拳、土風舞…）

通勤時
- ✔ 走路前往搭乘大眾運輸工具
- ✔ 騎腳踏車上下班
- ✔ 提早一站下車，爭取走路的機會

其實在每一天日常生活中，我們能無時無刻做運動！

工作時
- ✔ 常常伸展筋骨
- ✔ 避免久坐
- ✔ 少搭電梯、多走樓梯
- ✔ 上下樓層多爬樓梯

4-10 環境荷爾蒙與乳癌關係

- 隨著社會型態及日常行為的轉變，越來越多會干擾人體內分泌系統的物質暴露在環境當中，稱之環境荷爾蒙。

- 環境荷爾蒙會透過食物、灰塵、飲水、空氣微粒或皮膚接觸而進入人體，無形中影響人類的內分泌系統（調節體內激素釋放）。

- 體內荷爾蒙的平衡會影響人體健康，與新陳代謝、生長發育、睡眠和情緒等功能息息相關，內分泌失衡可能會產生身體不適、相關疾病甚至誘發細胞癌化。

- 日常生活中應注意盡量避免環境荷爾蒙的產生及接觸，減少對人體健康的影響。

雌激素本來是由身體內部自然產生和調節，但過去數十年間，現代生活卻使我們暴露於外源性荷爾蒙的機會大大增加，例如透過避孕藥和荷爾蒙補充療法，或用在化學清潔劑和塑化材料的類雌激素化合物。乳癌的高危險因素涉及多方面，國外的科學研究發現，如增加飲酒量和肥胖，與體內雌激素升高、雄激素下降相關聯。

根據哈佛大學公共衛生學院對將近 9 萬名白人護士追蹤研究，發現飲用 3 杯以上的烈酒、啤酒或葡萄酒，確實會增加得乳癌的機率。酒精引發乳癌的機轉可能來自提高血中雌激素濃度有密切關聯。

該項研究指出，1 星期飲用 3 至 9 杯的護士們，她們得乳癌的機率比不喝酒者高出 30%；而每星期喝酒超過 9 杯者得乳癌的機率則增多 60%；若再加上其原本已經具有其他致癌危險因子者，她們罹患乳癌的機率更增加到 2.5 倍。

　　一項由美國國家癌症中心主持的研究也發現，經常飲酒的白人婦女得乳癌的機率比不飲酒者高出 50%，而每天喝酒超過 2 杯者，比不喝者多出 1 倍的機率。

　　研究顯示，每天飲酒超過兩杯的婦女體內雌激素會提高，而缺乏運動導致身體質量指數（Body Mass Index，BMI）超標，也被認為與雌激素濃度升高有關。

　　因此，即使是一些最廣為人知的乳癌風險因素，都與雌激素在體內升高濃度的機制因素互有關聯，僅僅 26.8% 的乳癌病例有明確歸屬的原因，加上很多病例都發生在那些不被認為是高風險的人，由此可推論有些罹癌的危險因素一直被忽略或未被發現，而外源性環境荷爾蒙（EDCs，Endocrine Disrupting Chemicals）是最可疑的風險。

　　乳癌是一種和荷爾蒙息息相關的癌症，體內雌激素過高會增加罹患乳癌風險，這之間的關聯受到國際公認。據英國癌症研究指出：雌激素有助於某些類型的乳癌通過促進細胞分裂和繁殖，從而使癌細胞生長，所以泰莫西芬（Tamoxifen）用於乳癌治療，做為抗荷爾蒙治療藥物已逾 20 年。這項研究也發現，接受過荷爾蒙補充療法（HRT）的婦女乳癌發病率較高。2003 年發表在 BMJ Evidence-Based Medicine 醫學雜誌的研究結果指出：接受荷爾蒙治療（Hormone Therapy）服用雌激素加黃體素的女性，罹患浸潤性乳癌（Invasive breast cancer）風險高於那些只接受安慰劑的婦女，而且腫瘤較大，經乳房 X 光檢查結果異常比例也較高。

環境荷爾蒙（外源性環境產物、內分泌干擾素）對乳癌有潛在風險及影響，乳癌發生率升高與環境荷爾蒙息息相關，下列建議事項值得我們重視與遵行：

- **居家或辦公環境定期除塵**：灰塵中含有很多由室內物品揮發出來的內分泌干擾物，定期打掃、除塵，可減少暴露於環境中 EDCs 的機會。

- **避免使用空氣芳香劑、合成香料除臭劑和止汗劑，多打開窗戶讓空氣流通**：芳香劑、除臭劑和止汗劑等這類產品使用的化學成分及防腐劑（**鋁系化合物和對羥基苯甲酸酯**），很多都是已知的 EDCs。如果容易出汗，擔心身上傳出汗臭味不禮貌，只要帶件衣服備用替換即可。

- **少用免洗餐具，外帶飲料自備攜帶式環保杯**：高溫烹調、儲存和微波食品，只選用天然材料（**如玻璃、不銹鋼**）製成的容器，避免使用塑膠材質回收辨識碼為 3、6、7，以聚氯乙烯（PVC）、聚碳酸酯（PC）為材料製成，可能溶出雙酚 A（BPA）的塑膠容器。

- **聚氯乙烯**（Polyvinyl chloride，PVC）：多用於水管、雨衣、書包、建材、塑膠膜、塑膠盒等非食品用途方面；在容器用途上，通常用來填充植物油、清潔劑、糕餅盒等。耐熱溫度約 60～80℃。

- **聚苯乙烯**（Polystyrene，PS）：分為未發泡和發泡兩種：

未發泡 PS	發泡 PS（俗稱保麗龍）
多用於建材、玩具、文具，製成免洗杯、沙拉盒、蛋盒等，或發酵乳品（如養樂多、優格等乳酸產品）的填充容器。	則用於包裝家電或資訊物品的緩衝包材，以及具隔熱效果的冰淇淋盒、魚箱等，一般稱為 EPS（Expanded Polystyrene）；製成免洗餐具的保麗龍稱為 PSP（Polystyrene Paper），也有以食品級 EPS 注模成型的保麗龍，如咖啡杯、燒仙草杯等。耐熱溫度約 70～90℃。

● 其他類（OTHERS）：如美耐皿、ABS 樹脂、聚甲基丙烯酸甲酯（壓克力）、聚碳酸酯（PC）、聚乳酸（PLA）等。

> ※PLA 早期主要用於醫學用途，如手術縫合線及骨釘等。目前產品應用範圍涵蓋塑膠杯、冷熱杯盤、花束包材包裝、衣物纖維等。耐熱溫度約 50℃。

想要擁有健康身體，享受優質生活，是需要花時間和心思來維護的，以上簡單建議，相信你我都做得到！

🔍 豆知識

外源性環境荷爾蒙（Endocrine Disrupting Chemicals，EDCs）：是源自於外在環境的內分泌干擾物的物質，有些 EDCs 是天然存在的，而人為造成的 EDCs 則可能存在於農藥，電子產品，個人護理產品、化妝品、食品添加劑或污染物中。經由工業排放、農業逕流及廢棄物燃燒的過程中，被釋放進入環境。再透過食物、灰塵、飲水、吸入空氣微粒或皮膚接觸而進入人體，無形中影響人類的內分泌系統（調節體內激素釋放），與新陳代謝、生長發育、睡眠和情緒等功能息息相關。

4-11 醫療迷霧中的明燈──醫病共享決策及就醫提問的應用

● 現今乳癌治療朝向個人化、精準化的年代，複雜多面向的治療決擇需要透過醫病共享決策輔助工具（Patient Decision Aids，PDA）的協助來獲致最佳化治療。而這個過程就是醫病共享決策（Shared Decision Making，SDM）。

一、醫病共享決策（SDM）緣起

「共享決策」（Shared Decision Making，SDM）這個名詞最早是 1982 年美國以病人為中心照護的共同福祉計畫上，為促進醫病相互尊重與溝通而提出。在 1997 年由 Charles 提出操作型定義，至少要有醫師和病人雙方共同參與，醫師提出各種不同處置之實證資料，病人則提出個人的喜好與價值觀，彼此交換資訊討論，共同達成最佳可行之治療選項。

共享決策是以病人為中心的臨床醫療執行過程，兼具知識、溝通和尊重等三元素，目的是讓醫療人員和病人在進行醫療決策前，能夠共同享有現有的實證醫療結果，結合病人自身的偏好跟價值，提供病人所有可考量的選擇，並由臨床人員和病人共同參與醫療照護，達成醫療決策共識並支持病人做出符合其偏好的醫療決策。

❋ 決策過程為何重要？

可以從下列事實來說明：2015 年台灣病人安全通報系統年報：因「溝通因素」引起的病安事件有 40.6% 屬於「醫護團隊間溝通不足」，「團隊與病人或家屬間溝通不良」佔 28.7%。衛生福利部公告民國 76 ～ 102 年醫事鑑定案件法院公告的常見醫療糾紛原因：診斷過程未詳細告知、不滿醫療程序、醫病關係信賴不足、醫療知識進步、不滿醫療品質等臨床常見困擾、病人聽不懂解釋、病人不接受建議等。因此，財團法人醫院評鑑暨醫療品質策進會（醫策會）將 2016 定調為 SDM 推廣元年。

乳癌的治療日新月異，手術、化療與標靶針對不同病情有不同的組合方式，可能很多病友會認為這些組合選擇是霧裡看花，專業的部分聽醫療人員的指示就好，根據文獻指出：某些疾病存在明確有效的治療方式，更多疾病也許不只有一種治療方式，而是依照狀況有不同的治療組合，組合的不同也取決於病人的價值觀及執行能力，但是病人通常不知道有其他選項的存在，也不知道自己可以做選擇。

當發現自己可能罹患了乳癌時，大部分的人，在腦中冒出各種最好或最壞的狀況，所有想法亂成一團，感到不知所措，此時最希望的就是找到一個有知識又可信賴的人來告訴自己該怎麼做。

在面對疾病時該做何種治療，是很困難的抉擇；除了手術和治療的選擇，病人也時常要考量家庭、經濟、外貌改變以及工作等各方面，如何做出最適合自己的選擇，這時需要醫師與病人討論各種治療選項，雙方共同參與，醫師提出不同治療的實證資料，病人則提出個人的喜好與價值觀，彼此交換資訊，共同決定最佳可行的治療方法。

SDM 相較於常見的醫病溝通方式，更重視病人的想法，但通常病人在面臨疾病當下，短時間很難釐清頭緒表達想法，所以需要 SDM，幫助病人釐清自己在意的優缺點和考量並提出問題。例如當病人罹患了乳癌並接受乳房切除手術，醫療人員會先邀請病人參與決策，就會跟病人介紹不同的手術選項，包括乳房部分或乳房全切除，確認病人能了解及接受。討論全切除後，會進一步討論是否要重建或不重建，讓個案了解重建方式包含：乳房植入物重建、自體組織皮瓣重建或不重建時之處理方式，並協助病人比較不同選項的優缺點，例如：手術前後要做的事、手術時間、恢復期、成功率、外觀等，以及可能的併發症、費用、生活上的影響，也會一併解釋重建後的癌症復發率、存活率和是否會影響後續的治療，幫助病人全面了解各種選擇。在確認病人充分了解以上資訊後，醫療人員會協助病人釐清評估的重點，了解病人在意哪些事情，例如個人外型、術後生活品質、經濟考量、手術併發症、配偶或其他親友的觀感等。透過 SDM 病人可以釐清適合自己的決策，但如果病人經過 SDM 後，仍無法做決定，醫療人員也會進一步了解其中的原因，可能是病人需要再跟其家人討論、需要更多的資訊，或是社會資源等，無論病人是否做出決定，醫療人員與病人都需定期檢視醫療決策進度及成效。相較於以往的醫病溝通方式，經過 SDM 後病人對於自己的病情和治療更清楚，也因為參與治療決策及了解可能性，病患對於未來能更有信心的面對。

在這樣的決策過程中需要輔助的工具來協助其執行，所以就發展出醫病共享決策輔助工具（patient decision aids，PDA）。

醫病共享決策輔助工具目的：

- 減輕醫療人員準備溝通資訊的負擔。
- 幫助病人表達重要的好惡與價值觀。
- 確認病人已瞭解做決定前應該具備的疾病或治療知識。
- 降低病人決策前的焦慮。
- 提升病人參與醫療決策。
- 提升病人對醫療服務滿意度。
- 增加病人對於醫療的順從度。
- 提升醫療品質。
- 建立更好醫病關係。

醫病共享輔助工具是專門為病人所設計的工具，協助病人了解疾病、臨床進程、治療選擇的意義，及提出自己在意的考量及期待，利用圖形化的說明及互動式的工具，以最新的實證醫學證據，用病人能夠理解的方式做說明，為醫師及病人做出共同的醫療決策，藉以提升醫病溝通的效率。

醫病共享決策輔助工具包括幾個步驟：

步驟一	步驟二	步驟三	步驟四	步驟五
向病人說明疾病處置方案和可能有的選擇	提供所有治療方案的比較資訊供病人參考	了解病人對治療方案的偏好	分析治療方案的優缺點	支持病人依其價值觀進行醫療決策

二、聰明看診→就醫提問單的應用

就醫提問單（Question Prompt List，QPL）的目的是透過結構化問題清單，鼓勵病人就醫時向醫療人員提出問題，以獲得切身相

關且更清楚的健康或醫療知識。研究顯示，就醫提問單能使病人將注意力從疾病史轉移到治療，使病人關心的問題層次縮小且更為聚焦，有助於提升病人自我意識、解決病人的疑慮、強化醫病溝通，並促進病人主動參與醫療決策的動機。

相信當民眾對自已的乳房健康有疑慮，懷著忐忑不安的心情進到醫師診間尋求協助時，因為緊張的情緒及時間的有限而不免在離開診間時仍存有滿滿的疑問，不是忘了問就是問不到重點，所以聰明提問單可說是現代看診重要的工具，對乳房專門診間尤其重要，因為有太多太多想知道的答案了。

設定問題前，第一步先確定今天去見醫生的「目的」是什麼？

A 處理新出現的狀況（診斷前）　　B 做檢查及看報告（治療前）　　C 追蹤既有的病症（治療後）

而不同的階段有相當多的問題要諮詢，但有些原則可依循：

- **必問題！** 與「個人特殊情況」有關的問題，請一定要問！

- 例如：「我現在同時有 OO 疾病，在進行 XX 治療，在吃 YY 藥物…，是否要做其他處置？」
- 或是：「我目前懷孕中，剛從國外回來…，是否對這個病況有影響？」

- **排順序！** 請選出最想問的「3～5 個」問題！

  平均看診時間只有 3 分鐘，別貪心，把最想問的問題選出來。

- **寫下來！** 記憶力不可靠，把問題先寫或記下來吧！

  輸入在手機記事本，看著筆記提問，絕對比靠記憶力強。

● 盡量「不要這樣問」地雷區！

醫生型病人（ex 我應該是 OO 病，醫生請你幫我開 XX 藥）
直升機病人（ex 我一定要全套檢查，醫生請幫我排 X 光 & CT & MRI）
期望過高型病人（ex 我昨天已經吃藥了為什麼今天還有症狀？）…
這些都有可能會讓醫生病人彼此都容易抓狂的狀況，盡量避免這些地雷吧～

● 關於乳癌，您可以向醫師討論的問題：

● 在和您的醫師討論前，建議您可以先整理好想問的問題，否則可能會忘記您想知道的重要問題。

● 討論時，當我們討論乳癌的治療及相關問題時，可能會包含非常多的內容。所以您可以在與醫師討論時做筆記，以幫助您記住醫師所說的內容。

● 若您已確診乳癌，以下是您需要知道的事情，建議您列印此頁面並帶著這些問題與醫師進行討論。藉由決策輔助工具的幫助，醫病雙方一步步進行醫療決策，是邁向最佳個人化治療的重要歷程。要細心耐心來做才能掌握方向。

● 我得的乳癌是哪一種？第幾期？這代表什麼意思？

● 我究竟是哪裡長了癌症？是在我的淋巴結裡嗎？

● 醫師推薦我哪些治療選項？為什麼？

● 我該如何為後續治療做準備？

● 飲食、運動或其他生活習慣的改變能幫助我康復嗎？

● 在我開始接受治療後，我有多少風險得到其他的癌症？我的家人親戚也有風險嗎？

● 乳癌的治療會影響我的生育能力嗎？

● 我可以選擇哪些乳房重建的方式？

● 有沒有任何適合我參與的臨床試驗？

● 我的居住地附近是否有乳癌支持團體？

190

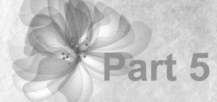

Part 5

柳暗花明── 後續追蹤與復發

- 5-1 後續如何追蹤檢查

- 5-2 轉移性乳癌的化學治療

- 5-3 轉移性乳癌的治療新解：PARP 抑制劑的臨床應用

- 5-4 乳癌骨轉移

5-1 後續如何追蹤檢查

乳癌為我國婦女發生率第一位之癌症，發生高峰約在 45 ～ 69 歲之間，約為每十萬名婦女 188 ～ 194 人。依據 2017 年衛生福利部死因統計及國民健康署癌症登記資料顯示，女性乳癌標準化發生率及死亡率分別為 78.9 及 12.6（每十萬人口），每年有逾萬位婦女罹患乳癌，逾 2000 名婦女死於乳癌，相當於每天約 38 位婦女被診斷罹患乳癌、6 位婦女因乳癌而失去寶貴性命。但也因為癌症篩檢的推廣，使得早期癌症的病患比例增加，再加上醫療的進步讓更多乳癌患者免於復發的風險，所以乳癌存活者正逐年增加中，而她們的癌後健康照護議題在近幾年被各界熱烈的討論與關注，並展開相關的研究，期許能提升癌後人生的整體健康及生活品質，以下就一些重要事項加以說明：

治療後追蹤的目標──監視癌症是否復發

乳癌患者在完成手術、藥物治療及放射治療後，最擔心的就是乳癌會何時「復發」。乳癌的復發包含局部（胸壁、腋下、鎖骨上淋巴結）復發，以及骨骼、肺、肝、腦等遠處轉移。復發比率的高峰期主要在診斷後一至兩年，但也有極少數病患到完成治療十幾二十年後才發生復發轉移。因此一般多建議追蹤期至少 5 至 10 年以上。有研究指出乳癌患者，手術後 5 至 10 年內有一定的比例會出現復發，復發的機率與原癌症期別、腫瘤大小、荷爾蒙接受體陽性或陰性、HER2 陽性或陰性等都有關係；荷爾蒙接受體為陰性的病人，復發機率會比陽性高一點；HER2 陽性病人的復發機率也比陰性大一些。

因此定期的回診是必要的。定期回診追蹤不只能早期發現，降低復發風險，還能改善因治療過程中出現的併發症與不適狀況，能更新與調整治療計畫，找出最合適的復發治療之道。乳癌患者如能確實遵循醫囑，並搭配飲食與運動，將更有效降低乳癌復發的威脅性。

✳ 追蹤時程及追蹤的項目

依據 2018 年美國國家癌症資訊網（NCCN）指引及 Up To Data 實證醫學資料庫建議，提供以下追蹤時程：前 3 年每 3 ～ 6 個月 1 次；接下來 2 年每 6 ～ 12 個月 1 次；5 年後每年一次。以上追蹤時程，建議依據病患個人化差異調整並由主責醫師給予適當醫囑安排。

● 追蹤項目包括：醫師問診、身體檢查及病史。

● 詳細詢問：

● 全身症狀：
厭食、體重減輕、全身乏力、疲勞、失眠。

● 骨骼健康：
疼痛的存在及其特徵（如疼痛位置，特徵[鈍痛或尖痛]，慢性或間歇性，相關症狀，惡化因素和緩解因素）。

● 肺部症狀：
持續性咳嗽或呼吸困難（休息或勞累時）。

● 神經系統症狀：
頭痛、噁心、嘔吐、意識模糊、虛弱、麻木或刺痛。

● 胃腸道症狀：
右上腹疼痛，排便習慣改變，血便或柏油樣便。

● 泌尿生殖系統症狀：
陰道出血，骨盆腔疼痛，排尿困難。

● 心理症狀：
抑鬱，焦慮，失眠，人際關係困擾。

● 生殖 / 內分泌症狀：
熱潮紅，性交困難，陰道乾澀，性功能障礙，生育問題（卵巢功能完整的女性）。

● 其他體檢項目包括：

● 檢查乳房：
胸壁和腋窩。

● 心臟檢查：
心臟衰竭的評估。

● 腹部檢查：
評估右上腹壓痛、器官腫大。

● 肌肉骨骼與肺部檢查：
評估呼吸音和叩診的變化。

● 神經系統檢查：
平衡、步態、感覺和運動功能的評估。

X光乳房攝影及乳房超音波檢查

● 乳癌病患接受乳房手術後，至少每年一次接受乳房攝影及超音波檢查。

● 重建的乳房不建議額外的常規影像檢查。然而植入矽膠填充義乳重建的女性，建議每 2 年自費接受磁振造影檢查（MRI），檢視植入填充物的狀態。

❋ 評估治療所導致的副作用

● **婦科檢查**：使用泰莫西芬（Tamoxifen）且仍保有子宮的女性，應每年進行一次婦科評估。因為這些藥物可能會增加子宮內膜癌的風險。若有任何不尋常的陰道出血，如更年期後的陰道出血、非經期間出血或經期改變，須主動告知醫師或至婦科檢查。

● **骨密度測試**：更年期後的女性使用芳香環酶抑制劑藥物（復乳納、安美達錠、諾曼癌素）會增加骨質疏鬆的機會增加，建議治療前接受骨密度檢查並定期追蹤。

● **心臟功能檢查**：很多乳癌病人會接受小紅莓的化療或抗 HER2 的標靶治療，這些治療潛藏心臟功能受損的風險，應適時追蹤病患的臨床表現，安排及時的心臟功能檢查，以避免無法復原的心臟機能受損。

● **其他檢查**：在沒有疾病復發的臨床表徵時，實驗室或影像學檢查並非評估有無復發或轉移的必要檢查項目。血液檢查（包括肝功能、腫瘤指數、鹼性磷酸酶等）和其他影像檢查（如骨骼掃描、胸部 X 光、肝臟超音波、腦部及胸部電腦斷層、磁振造影檢查、正子攝影等其他影像檢查）、維他命 D 檢測，發炎指數檢測，循環癌細胞等檢測，這些並非專家建議的常規檢查項目。目前仍缺乏證明例行性的影像檢查可以幫助乳癌病患延長存活期，但是臨床上如果有疾病復發的臨床表徵，懷疑可能復發或遠端轉移，則考慮安排相關檢查以協助評估後續治療計畫的調整。

5-2 轉移性乳癌的化學治療

- 化學治療已經成為乳癌治療中一項重要選擇，可單獨或結合標靶或免疫療法。

- 化學治療開始發揮作用的速度通常比標靶或免疫療法來得快速。

- 化學治療依照「作用機轉」可分四種：
  - 攻擊／破壞 DNA 的雙股結構，例如鉑金類
  - 抑制 DNA 複製，例如小紅莓類
  - 抗腫瘤代謝物，例如截瘤達
  - 對抗微小管（細胞有絲分裂），例如紫杉醇類。

- 現代醫學進步，很多化療的副作用是可以被預防或減輕的。

　　轉移性乳癌在醫學持續進步下，治療藥物的選擇越來越多，也提高長期存活的機會，不再是一個令人恐懼的不治之症。治療目標從腫瘤變小、延長生命，慢慢移轉到維持生活品質、維持病患的體能活力及降低治療副作用。

　　目前乳癌的生物特性，藉著病理染色、HER2 檢測（FISH），依照「荷爾蒙受體」及「第二型人類表皮生長因子受體（HER2）」的陰性與陽性，區分成四個亞型。這些分型不僅提供存活預後的估算，也作為選擇治療的依據，使治療效果能更為精準（詳見圖 1）。

🔍 豆知識

- **去氧核醣核酸**（deoxyribonucleic acid，DNA）：又稱「脫氧核醣核酸」，是一種生物大分子，可組成遺傳指令，引導生物發育與生命機能運轉，其主要功能是資訊儲存，可比喻為「基因藍圖」。
- **細胞有絲分裂**：是真核細胞將其細胞核中染色體分配到兩個子核（一分為二）之中的過程。

圖 1：轉移性乳癌

亞型分類	治療選擇	
荷爾蒙受體陽性 HER2 受體陰性	CDK4/6 抑制劑＋荷爾蒙療法 mTOR 抑制劑＋荷爾蒙療法	→ 化療
荷爾蒙受體陽性 HER2 受體陽性	HER2 雙標靶＋化療 Herceptin ＋化療 HER2 雙標靶＋荷爾蒙療法 Herceptin ＋荷爾蒙療法 T-DM1 Lapatinib（泰嘉錠）	→ 化療
荷爾蒙受體陰性 HER2 受體陽性	HER2 雙標靶＋化療 Herceptin ＋化療 T-DM1 Lapatinib（泰嘉錠）	→ 化療
三陰性	BRCA 遺傳基因帶原→ PARP 抑制劑 PD-L1 陽性→免疫查核點抑制劑＋化療	

乳癌化學治療的好處

　　化學治療已成為乳癌治療中重要的治療方式之一，其對於乳癌細胞毒殺的臨床功效（腫瘤縮小或控制腫瘤不擴大）機率超過一半以上，不管哪種亞型的乳癌，化學治療都可做為一種治療選擇，或結合標靶治療、免疫療法以提升療效。

一般而言，乳癌的五年存活率約 85%，治癒率為 70%。若復發轉移，一開始多會先以荷爾蒙治療控制，但當荷爾蒙治療無效或荷爾蒙受體陰性者，化學治療就變成最主要的全身治療方式，有時也會合併需要的標靶治療藥物。同時，由於化學治療發揮作用的速度比標靶或免疫療法來得快速，因此若病患的疾病嚴重程度較為高時（如：遭受轉移的部位器官功能受損），化學治療反而是拯救危急的首要選擇。

化學治療藥物的作用機轉

化學治療的原理是針對癌細胞攻擊，使癌細胞死亡，依照作用機轉可分為以下四種：

藥物機轉	代表性藥物
1. 攻擊／破壞 DNA 的雙股結構（鉗合劑）	鉑金類、環磷醯胺（癌德星）
2. 抑制 DNA 複製	小紅莓類藥物、癌妥滅（VP-16）
3. 抗腫瘤代謝物	健擇、友復（5-FU）、截瘤達、MTX
4. 對抗微小管（細胞有絲分裂）	紫杉醇類、賀樂維、溫諾平

化學治療的作用機轉

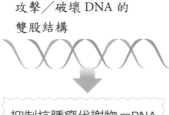

攻擊／破壞 DNA 的雙股結構

抑制 DNA 複製

抑制抗腫瘤代謝物 mRNA（DNA 轉譯）葉酸合成

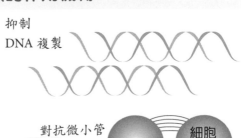

對抗微小管

細胞分裂

由於身體其他組織（如：頭髮、口腔及腸胃道黏膜）的細胞也會快速生長複製，很難避免不被化療毒殺，因此也會受傷，產生副作用，但目前有很多輔助方式可以減輕或預防化療相關副作用。

化療不可怕！了解該如何因應

各種不同化療藥物所產生的副作用和毒性雖不盡相同，也有急性、慢性的區別。但基本上許多常見副作用是共通的，處理方式也是大致相同，包括白血球降低、貧血、噁心、嘔吐、掉髮、便秘、神經毒性、虛弱、口腔炎、口腔潰瘍、皮膚疹、手足症候群等。必須強調的是現在醫學進步、很多化療的副作用可以被預防或減輕，尤其是病人在意的嘔吐及掉髮等已明顯減輕很多，病患不必過於恐懼。

副作用【貧血】	
臨床狀況	● 貧血會造成病患虛弱與疲倦，這是暫時性的，不會危及性命，在化學治療完成後會逐漸恢復。
改善處置	● 當貧血症狀明顯例如活動會喘，合併有心肺功能影響時，醫師便會視情況給予輸血治療，或是施打紅血球生成劑（EPO），但須注意這種生成劑的限制條件比較多，必須由醫師專業判斷施打。

副作用【便秘】	
臨床狀況	● 病患面對多種治療，運動量減少、住院、換環境、心情改變，再加上接受化療藥物及止吐劑，使用類嗎啡止痛劑等各種因素，十分容易產生便秘的問題。
改善處置	● 病患應多吃蔬菜水果，在不需要臥床時多活動，也可考慮使用一些軟便劑，如氧化鎂、番瀉葉等，使便秘問題儘快解決，就較易恢復正常排便。

副作用【白血球降低】

臨床 狀況	• 化學治療藥物除了殺死癌細胞外，也會造成暫時性的骨髓抑制，導致白血球降低。 • 白血球下降的程度因人而異。年紀較大或之前曾接受較長時期化療的病患，白血球下降的程度會較明顯。 • 白血球是人類抵抗感染最主要的武器，當白血球總數下降到每微升（μL，Microliter）1,000 顆以下，或是白血球中的嗜中性球下降到 500 顆以下時，病患抵抗力會明顯下降，容易感染病原（如細菌、病毒、黴菌等）而發燒（嗜中性球低下性發燒）。
改善 處置	• 白血球最低的時間大約是在化療後 7 ～ 14 天，之後自然漸漸回升，約在第三週接近正常值，即可再接受下一次的化學治療。 • 「白血球針」也就是「白血球生長激素（G-CSF）」，可以刺激骨髓製造白血球，縮短白血球數恢復的時程且減少「嗜中性球低下性發燒」的風險。 • 化療後白血球較低的期間（特別是指化療後 7 ～ 14 天之間），建議病患：（1）保持口腔、皮膚、肛門等的清潔（2）吃乾淨煮熟的食物並注意營養（3）避免去人多的地方及接觸已感染的病患（如感冒），可減少白血球低下引發感染的機率（4）如果有發燒或明顯不適或異狀，應立即就醫。

副作用【口腔炎與口腔潰瘍】

臨床 狀況	• 口腔黏膜破損是化學治療常見的副作用之一，因化療會破壞口腔黏膜細胞等快速生長的細胞。
改善 處置	• 口腔潰瘍發生時，可多使用清水或含消毒劑、麻醉劑、含有膠狀物質（例如玻尿酸）的漱口水。 • 也可使用含類固醇的局部黏性藥膏止痛及幫助黏膜修復，最新的藥物如：含表皮生長因子（EGF）的口內噴劑。 • 醫師也會注意病患是否合併有黴菌感染（白色斑塊）或疱疹病毒感染，必要時使用抗生素、抗黴菌藥物、或抗病毒藥物。 • 若病患因口腔炎及潰瘍疼痛時，可視病患方便選擇口服、注射或貼片型的止痛藥物。

副作用【神經毒性】

臨床狀況	● 乳癌的化學治療藥物中，易引發周邊神經毒性的藥物如太平洋紫杉醇，及鉑化合物等。
	● 原則上，病患在化學治療後，會逐漸復原（部分或完全）。
改善處置	● 病患可適當補充維生素 B 群，也可考慮使用含左旋麩醯胺酸（L-glutamine）的補充劑，但臨床效果不一。
	● 施打化療期間冰敷手腳（讓末稍血管收縮來減少神經毒性的藥物跑到末稍血管），也可以減少神經毒性的發生。
	● 萬一有相對嚴重的神經毒性（麻痛影響生活品質）則必須使用止痛類藥物。

副作用【噁心、嘔吐】

臨床狀況	● 止吐藥使用方式除了針劑、口服以外也有貼布劑型，供臨床醫師靈活運用，大大降低噁心嘔吐的副作用。
	● 依據化學治療藥物的不同，可使用輔助性藥物如類固醇、鎮靜安眠藥物、或其他傳統止吐藥等等，來加強止吐的效果。
改善處置	● 近年來，在預防性的止吐藥物研發，效果與種類上都有很大的進步。
	● 5-HT3 接受體拮抗劑，對 24 小時內的急性嘔吐效果很好，有效率在 80% 以上。24 小時後才發生的延遲性嘔吐，可用 NK-1 接受體抑制劑緩解症狀。
	● 若已使用上述藥物，仍有化療造成的噁心感時，平時可少量多餐，避免過飽，多休息，如此也可減少噁心嘔吐的發生。

結論

　　化學治療是乳癌治療上很重要的治療方式，雖然短暫地帶給病患一些程度不一的副作用。但也因此使病患存活期延長，治癒率提高，原則上如掉髮、白血球降低、貧血、嘔吐、口腔炎、手足症候群等都是可逆的，醫護人員也會盡力運用上述的處理方式協助病患。

5-3 轉移性乳癌的治療新解：
PARP 抑制劑的臨床應用

● 三陰性乳癌有好發年齡低、侵襲力高、預後不佳等特徵，藥物選擇上，不論腋下淋巴轉移與否，一律都施予小紅莓與紫杉醇兩線的化療藥物，以降低復發轉移的風險。

● PARP 抑制劑與病人本身 BRCA 突變同時存在，是 PARP 抑制劑產生效用的必要條件。

　　三陰性乳癌指雌激素受體（ER），黃體素受體（PR），與第二型人類表皮生長因子接受體（HER2）皆不表現的乳癌，約佔所有乳癌 10～15% 左右，三陰性乳癌有好發年齡低、侵襲力高、預後不佳等特徵，因此很多病友對三陰性乳癌是聞之色變。在臨床治療上，對三陰性乳癌的輔助治療，無論腋下淋巴轉移與否，一律都施予小紅莓與紫杉醇兩線的化療藥物，以降低復發轉移的風險。與荷爾蒙受體陽性或 HER2 陽性乳癌相比，三陰性乳癌在輔助治療的選擇上，少了荷爾蒙調節治療與標靶藥物這兩項得力的武器，以至於在輔助治療或是復發轉移治療的選擇上，都依賴化學治療，也因此治療效果受限且副作用強，但隨著 PARP（poly ADP-ribose polymerase）抑制劑在轉移性乳癌的核准上市，這一情形將有所轉變。

　　什麼是 PARP 抑制劑呢？ PARP 是修復 DNA 單股斷裂（SSB）的關鍵蛋白質，當 PARP 的功能被 PARP 抑制劑限制時，會影響癌細胞的生長複製，DNA 單股斷裂將無法修復而轉變為雙股斷裂（DSB），

此時就要依賴同源重組修復（HRR）這個機制進行修補，若病人本身有胚源系（germline）BRCA 基因突變時，此時 HRR 亦不能發揮作用，就在 PARP 抑制劑與病人本身 BRCA 突變同時存在的情形下，對癌細胞產生合成致死（synthetic lethality）的效果使腫瘤凋亡。因此，BRCA 基因突變的存在，是 PARP 抑制劑產生效用的必要條件。

對三陰性乳癌來說，若能藉由基因檢測找出對 PARP 抑制劑有反應的族群，做為化療的替代方案，確實對轉移性三陰性乳癌的病患開了一扇窗，有效的減緩疾病進展並改善病人的生活品質。

PARP 抑制劑最早是應用在同樣有 BRCA 突變的卵巢癌，那 PARP 抑制劑在乳癌的療效又是如何？根據 OlympiAD 第三期臨床試驗，招募 BRCA 基因突變的轉移性乳癌病人三百多名，結果顯示 PARP 抑制劑 Olaparib（商品名 Lynparza）相對於化療，能將疾病無惡化存活期（progress free survival）從 4.2 個月延長至 7 個月，且客觀反應率（objective response rate）達到化療組的 2 倍。

在更進一步分析疾病無惡化存活期資料，發現 Olaparib 相較於化療，能顯著延長病情再次惡化的時間（PFS2）中位數達 3.9 個月，降低 43% 的惡化風險，證實 Olaparib 的治療效益能延伸到首次病情惡化之後。此外三陰性乳癌患者若在轉移後未曾接受過化療，直接使用 Olaparib 當作轉移後第一線的治療方式，則能延長 8 個月的整體存活期，不可不謂三陰性乳癌治療上的一大進展。

當 PARP 的功能被抑制時

PARP 抑制劑 ➡️ 癌細胞在生長複製時
DNA 單股斷裂

將無法修復 ➡️ 當 DSB **雙股斷裂**時

⬆️ 需要依賴

若病人本身有胚源系（germline）　　　　　　（HRR）同源重組修復
BRCA 突變同時存在，此時 HRR 亦不能發揮作用

因此　　　病人本身 BRCA **突變**　　同時存在
　　　　　加 PARP **抑制劑**

⬇️ 癌細胞

產生合成致死（Synthetic lethality）效果
使腫瘤凋亡

所以　　　BRCA 基因突變的存在
　　　　是 PARP 抑制劑產生效用的必要條件

　　在安全性方面，口服 Olaparib 相較於化療，明顯降低白血球低下的副作用，同時不會有掉髮的現象，能讓病人有較佳的生活品質。

　　雖然三陰性乳癌讓人心生膽怯，但 BRCA 基因檢測與 PARP 抑制劑治療策略的發展，為 BRCA 基因突變的三陰性乳癌帶來新的治療契機，PARP 抑制劑成為醫師治療轉移性三陰性乳癌藥物選擇上的一大利器，也期待 PARP 抑制劑除了在已轉移的晚期乳癌外，能在未轉移的三陰性早期乳癌輔助治療上，扮演更重要的角色，讓三陰性乳癌的病友有更多副作用少且療效好的選擇，改善乳癌治療的預後，期盼未來 PARP 抑制劑臨床試驗能有更好的發現與結果，造福更多的乳癌病友。

5-4 乳癌骨轉移

- 乳癌骨轉移是常見的轉移部位，常以疼痛來表現，要適時診斷，加以治療，可以避免發生更多併發症，維持良好生活品質。

- 有很多檢查工具可以偵檢是否有骨轉移。

- 現今有很多進步的治療，可以好好控制骨轉移，提升生活品質。

隨著近年來乳癌篩檢的大力推展，比往年發現更多的早期乳癌，也因乳癌治療的長足進步，現今乳癌復發轉移的風險降低了不少，乳癌整體 5 年存活率已超過 85%。可是一旦發生癌細胞轉移，患者仍不免擔憂自己是否即將面臨死亡，這些擔憂常令癌症患者覺得害怕而消極面對。

然而患者可能不知，現今癌症治療日新月異，尤其對於轉移至骨頭的骨轉移患者，已有健保給付的骨轉移藥物，俗稱「保骨針」，能有效協助患者減緩骨頭疼痛、預防病理性骨折並提高生活品質。若病友能以較好的身體狀態順利接受抗癌治療，以現今醫療技術日新月異的進展，只要患者遵循醫囑，也能擁有很好的預後。

往昔，乳癌患者一旦出現轉移 5 年存活率僅有 7%；但隨著醫學技術、藥物發展和各種輔助治療的進步，近年來轉移性乳癌患者的 5 年存活率已進步達 20% 以上。

骨頭是乳癌最為好發轉移的部位之一，為了讓大家有多一些的認識，這裡特別提出有關骨頭轉移的相關問題，為大家介紹說明：

Q1 到底什麼是骨轉移？

疾病發展到晚期時，癌細胞內的基因會發生許多突變，突變之後，有些癌細胞會從原來所在的位置，「轉移」到身體內各處的骨骼，進而在骨頭內長成另一個腫瘤，並破壞骨骼的狀況，我們把它稱之為「骨轉移」。

骨頭是癌症遠端轉移「第三」常見的位置，前兩名分別是肺臟及肝臟。所有的癌症都可能發生骨轉移，但乳癌、攝護腺癌，以及肺癌的骨轉移，大約佔所有骨轉移患者的 70 ～ 80%。

全身所有的骨骼都可能發生骨轉移，但轉移的部位，大多集中在脊椎（**頸椎、胸椎、腰椎**）、肋骨、以及骨盆。頭蓋骨、大腿骨和上臂骨也是容易發生骨轉移的位置。

哪些部位容易發生癌症骨轉移？

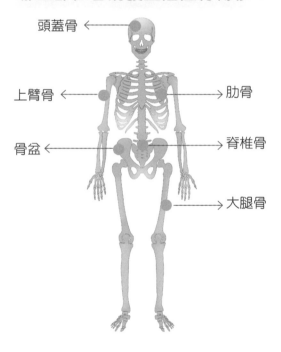

頭蓋骨 ←

上臂骨 ←

骨盆 ←

→ 肋骨

→ 脊椎骨

→ 大腿骨

Q2 為什麼會發生骨轉移？

對於癌細胞來說，骨骼內豐富的血流量及旺盛的生長因子，也會讓癌細胞覺得比較適於生長、停留。所以，當癌細胞隨著血液流經骨髓內時，便可能會跟骨頭內的細胞進行結合，並停留在骨頭中。骨骼內部含有豐富的生長因子，當腫瘤活化蝕骨細胞，把骨頭分解之後，會使這些原本存在骨骼內的生長因子活化，進一步讓腫瘤長得更大，破壞骨骼，造成惡性循環。

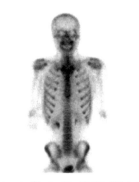

▲ 正常人的骨骼掃描

Q3 骨轉移是不是表示我的病很嚴重？

通常，若是發生骨轉移或是其他遠端轉移，表示腫瘤細胞已經沿著血液途徑向外擴散，在學理上要完全治癒，確實非常不容易。

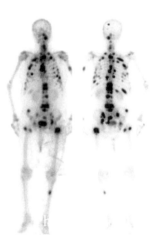

▲ 腫瘤骨轉移

但存活的時間長短，隨著不同的癌症，個別差異非常大。要看患者是什麼癌症，以及身體其他地方，如肺部、腦部及肝臟是不是也有遠端轉移而定。即使是同一種癌症，每個患者的存活期間長短也都有很大的差異。以乳癌來說，不同分子亞型其本身的預後也不同，但整體而言，相較往年已有很大的進步。

Q4 為什麼骨轉移會把骨頭吃掉？

其實，真正把骨骼侵蝕掉的，常常並不是癌細胞本身。在人體的骨骼裡，有兩種特殊的細胞：一種叫蝕骨細胞（osteoclast），而另一種叫成骨細胞（osteoblast）。

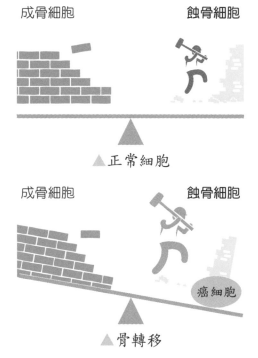

成骨細胞　　　　蝕骨細胞

▲ 正常細胞

成骨細胞　　　　蝕骨細胞

癌細胞

▲ 骨轉移

蝕骨細胞的功能是「分解骨質」，而成骨細胞的功能則是「形成骨質」。在正常人的骨頭裡，這兩種細胞的活性處於平衡狀態。因此雖然我們的骨頭從外觀上看起來沒有明顯變化，但實際上是處於「動態平衡」。

但當乳癌細胞轉移，這個巧妙的平衡會被破壞，造成蝕骨細胞的活性變強，而成骨細胞的活性相對變弱，骨頭就會越變越少。

腫瘤生長時，也會破壞骨骼的結構，因而使正常的骨質變少，造成骨頭被侵蝕的後果。

Q5 骨轉移時，我會有什麼不舒服？

● **局部疼痛**：骨轉移最常見的症狀，就是「轉移部位」附近的疼痛，以及腫瘤壓迫或侵犯神經，所造成的疼痛、酸麻，或是肢體無力。這些疼痛，都可能因為活動而加劇；並且通常晚上會痛得比白天還厲害。

在任何一個癌症病患身上，如果有「新發生」的疼痛，或是「持續」並「增強」的疼痛，都要有高度的警覺心。

轉移的腫瘤多半位於身體的「中軸骨」，也就是脊椎骨、尾椎、骨盆，以及大腿和手臂的長骨。因為中軸骨需要承受身體的重量，當骨骼受損時，脊柱會變得脆弱不穩定，造成脊椎骨塌陷，或長骨斷裂。這類因為腫瘤骨轉移而引發的骨折，我們叫它「病理性骨折」。

若是骨骼的結構完整性已被骨轉移破壞，則必須靠外科手術將被破壞的結構復位，才能有效的緩解疼痛，這時就需要神經外科或骨科醫師的協助。

● **脊髓壓迫（spinal cord compression）或神經壓迫：** 脊椎骨的轉移持續擴大，進一步壓迫到脊髓神經時，患者可能會出現肢體無力，或是癱瘓、感覺異常、麻木、大小便功能異常或失禁等症狀，便可能需要緊急施行手術。

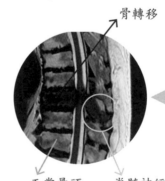

骨轉移

骨轉移症狀
疼痛
病理性骨折
脊髓神經壓迫
影響造血功能
高血鈣症

正常骨頭　　脊髓神經受壓迫

Q6 骨轉移有什麼治療方式？

❋ 藥物治療

● **止痛藥：** 疼痛的部分，除了使用放射治療處理之外，還可以加上藥物來處理患者的疼痛。

● **類固醇：** 可以口服，亦可以靜脈注射。類固醇有消腫、止吐及減輕發炎的效用。

● **雙磷酸鹽類藥物**（卓骨祂 Zometa，Zoledronic acid）：這類藥物可以抑制蝕骨細胞的活性，減緩因癌症骨轉移所造成的骨骼破壞，避免骨骼疼痛與骨折。雙磷酸鹽類藥物是癌症骨轉移的核心治療藥物之一。

∿ 關心與叮嚀

● ZOMETA 副作用：如同其他雙磷酸鹽類藥物，zoledronic acid 在病人靜脈輸注後也會有類似流行性感冒之症狀，如骨頭痠痛、發燒、疲勞和寒顫，也有約 3% 的病人偶有關節和肌肉痛的症狀，但這些副作用多是輕微與暫時性的。

● 約 1 ～ 2% 下顎骨病變的併發症：顎骨病變是因為顎骨血流量減少導致骨質流失或骨質破壞的現象發生，雖然發生的機率很低，但是也可能有很嚴重的情形發生，包括下顎骨感覺沉重或口腔牙齦周邊異常疼痛、感覺麻痺、腫脹、感染、齒根組織異常、黏膜受傷癒合時間過長及骨暴露。

● **RANKL 單株抗體**（Denosumab）：癌症骨轉移會引發一系列破壞骨骼的惡性循環，導致可怕的骨骼相關事件，簡稱為 SREs（Skeletal-related events）。最新研發的標靶治療——「癌骨瓦（Xgeva）」，它專門和惡性循環中的關鍵要素「RANKL 蛋白質」結合並加以抑制，中斷惡性循環，骨骼的破壞自然就可以減輕了，因此可以避免骨骼相關事件的發生，同時延緩骨骼疼痛惡化。

✳ 手術治療

當骨轉移造成脊椎結構不穩定、壓迫脊髓神經，或是脊椎或下肢骨受損較厲害，已經（或即將可能）發生病理性骨折，需要手術協助復位（或預防）時，便可以考慮施行外科手術。經由神經外科或骨科醫師評估病況適合的話，則可以考慮手術治療。

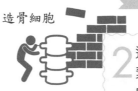

1 癌細胞會分泌細胞激素（cytokines）刺激造骨細胞。

4 骨骼破壞時釋放的生長因子及鈣離子，會刺激腫瘤細胞釋放更多的細胞激素。

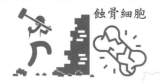

造骨細胞

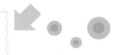

2 造骨細胞受到細胞激素刺激而分泌過量的 RANKL 蛋白質。

蝕骨細胞

3 過量的 RANKL 蛋白質與蝕骨細胞上的 RANKL 蛋白質結合，造成蝕骨細胞過度活化，導致骨骼破壞流失。

RANKL 蛋白質

柳暗花明──後續追蹤與復發

5-4 乳癌骨轉移

✴ 全身性的抗癌治療

包括化學治療、標靶治療、抗荷爾蒙治療，以及免疫治療等，若對腫瘤有效，也能達到止痛的效果。但全身性抗癌治療疼痛減緩的速度，通常會比較慢，但這些治療內容是標本兼顧，通常是一起搭配上述的治標性療法。

骨轉移有哪些治療方式？

骨轉移患者最大的治療目標就是維持患者骨骼的完整，減少骨骼併發症的發生，以維持患者的生活品質。

類型	說明
症狀控制藥物	疼痛症狀可以用放射治療或止痛藥物來緩解
放射治療	有助於減輕轉移部位疼痛
骨骼手術	對於發生骨折的患者，手術目的為骨折整復、恢復行走功能及減輕疼痛；對於尚未發生骨折的骨轉移患者，則以清除腫瘤或預防骨折為目標
骨轉移藥物 （單株抗體或雙磷酸鹽類）	作用於骨頭，調控因癌細胞造成的骨骼脆弱，有助於減少如骨折、脊椎壓迫等併發症的發生，改善患者整體生活品質

Q7 骨轉移的放射治療，對我有什麼幫助？照了會馬上不痛嗎？

骨轉移的放射治療，主要有三個治療目的：

- 減輕疼痛。
- 維持患者的運動功能及自主行動。
- 減少骨折或壓迫神經造成的後續併發症。

放射治療止痛的主要機轉，其實並不是將所有的腫瘤細胞完全消滅，反而是藉由放射線的照射，使蝕骨細胞和成骨細胞間被破壞的平衡，回復到正常的狀況。

照射之後，疼痛能夠得到部分或全部改善的病人，大約佔 65 ～ 80%；其中，疼痛能夠完全改善的患者大約佔 20% 左右。在照射之後，疼痛通常不會「立即」改善，但會在 2 ～ 3 周內，慢慢看到效果；大約有 40% 左右的病人在 10 天內能感覺到疼痛減輕。

如果在第一個療程治療結束之後一個月，疼痛沒有明顯改善；經過醫師評估，也可以考慮在「安全範圍」內，再給予第二個療程的放射治療。大約還有 30% 的患者有機會能得到進一步緩解。

Q8 骨轉移如果不治療，會有什麼影響？

骨轉移病程的後續發展，會引發骨骼相關事件 SREs，症狀包含有骨折、骨骼疼痛、脊椎壓迫、高血鈣症，導致最後需要接受手術或放射線治療，造成的主要影響就是引起骨骼的疼痛，還會大幅

降低生活品質。如果癌症骨轉移的患者沒有接受藥物治療，隨著原發性癌症的不同，有 5 至 8 成的機率會發生 SREs，而因為 SREs 中的骨折發生致死的機率也有 3 成左右。所以除了影響生活品質外，SREs 也有導致死亡的可能。

SREs

骨轉移

- 病理性骨折
- 骨骼疼痛需放射治療
- 脊椎壓迫
- 高血鈣症
- 骨骼手術

疼痛
功能缺損
自主性缺乏
生活品質降低

癌症骨轉移患者使用保骨針的小叮嚀

治療前	治療中
• 先到牙科進行口腔檢查，如有無法治療保留的牙齒，須在使用保骨針前至少 2~3 星期拔除。 • 如果有低血鈣症，必須在用藥前先進行治療。	• 維持口腔清潔，至少每 6 個月至牙科進行口腔檢查與清除牙結石。牙科就診時，請告知醫師正在使用保骨針。 • 盡量避免拔牙或植牙等侵入性治療，留意顎骨併發症（如牙齦紅腫、出血、化膿、疼痛、牙齒動搖、齒槽骨露出、嘴唇麻木等）的症狀。 • 補充鈣質和維生素 D。 • 若有身體不適或不舒服的情況變嚴重，請盡速通知醫護人員。

抽血檢驗

檢查血液中的鈣質或鹼性磷酸酶（alkaline phosphatase，ALK-P）含量，以判別骨骼代謝是否正常，總血鈣值＞10.5 mg/dl 為高血鈣症。

電腦斷層或磁振造影檢查

都是診斷骨骼轉移很好的檢查方式，特別是磁振造影檢查在脊椎轉移及疑似脊椎壓迫的診斷上最為重要。

▲磁振造影

核子醫學全身骨骼掃描

● **好處**：同時檢查全身骨骼。
● **缺點**：特異性不高。
● **建議**：骨骼掃描發現的可疑病灶必須以影像學檢查的方式再做確定，例如Ｘ光，電腦斷層或磁振造影檢查等。

▲核子醫學全身骨骼掃描

Ｘ光檢查

看骨骼的完整程度及判斷是否有病理性骨折的風險。

定期檢查、留意不明骨痛可及早發現骨轉移

　　癌症患者應留意骨轉移的徵兆，如非典型的骨痛，尤其是有骨髓的大骨頭，像是大腿骨、手臂骨、脊椎、骨盆等，若有持續不明原因的骨痛，應儘早就醫檢查，及早發現癌細胞是否轉移到骨頭並接受治療，以免延誤處置發生骨折或其他骨骼問題之憾事。

關心與叮嚀
● 乳癌骨轉移未必是絕症，各式有效的治療可以長期控制病情，提升生活品質，不需悲觀。
● 骨轉移經多專科整合適當治療，仍可維持良好生活品質。

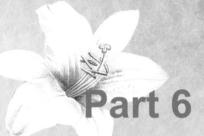

Part 6

防微杜漸──生活照護

- 6-1 乳癌手術後的復健運動

- 6-2 乳癌術後運動

- 6-3 義乳與內衣怎麼穿？

- 6-4 飲食怎麼吃？

- 6-5 假髮怎麼戴？

- 6-6 日常生活的照護

- 6-7 乳癌與伴侶的親密關係

- 6-8 罹患乳癌的心理調適與支持

- 6-9 癌後人生

6-1 乳癌手術後的復健運動

許多乳癌病友在手術後常因患側傷口疼痛而不敢動,但是,手術後的復健運動,對乳癌患者來說是非常重要的。很多病患都以為復健運動是要等傷口好了再開始做,事實上,手術後第一天,就可以開始執行初步的復健運動。

執行運動練習時,要遵守的主要原則是:開始時,動作要慢;動作幅度由小增大;次數由少變多;不要勉強,以免拉傷傷口,執行動作時傷口組織會感到些微緊繃是正常的,但要注意患側上肢以不感到酸痛為原則。

運動的規劃,包括:初階運動、中階運動、高階運動和預防改善淋巴水腫的運動。一般來說,需持續練習長達一年以上,才可以達到防止組織沾黏。所以,每天規律、遵守原則、持之以恆的勤加練習,就會收到成效。

初階運動
可以防止手術後關節活動受限和姿勢不良。

↓

中階運動
能夠強化肩頸的肌力,以防止攣縮變形。

→

高階運動
高階運動的功效與中階運動相近,可強化肩頸肌力,以防止攣縮變形,只是高階運動更強化動作的練習強度。當「初階運動」與「中階運動」都已經得心應手之後,就可嘗試「高階運動」。

→

預防改善淋巴水腫運動
從「腹式呼吸」開始,一直到做完「手部運動」後,再以「腹式呼吸」結束。預防改善淋巴水腫運動是整套的運動,必須按照順序,逐一執行完成,方能達成效果。

❋ 初階運動

頸部運動

功效：增進頸部的肌力和靈活度。

建議次數：5 次。

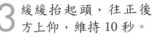
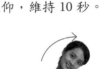

❤ 物理治療師小叮嚀

1. 也可以採坐姿進行。
2. 頭部活動的角度，先以自己覺得舒服為主，左右側彎時，不可以將肩膀上提。
3. 每天規律練習才會有效果。練習次數可視嫻熟度逐漸增加。

1 站立，雙腳與肩同寬，手臂放鬆下垂在身體兩旁。頭擺正，收下巴。

2 慢慢把頭往正前方低下，維持 10 秒。

3 緩緩抬起頭，往正後方上仰，維持 10 秒。

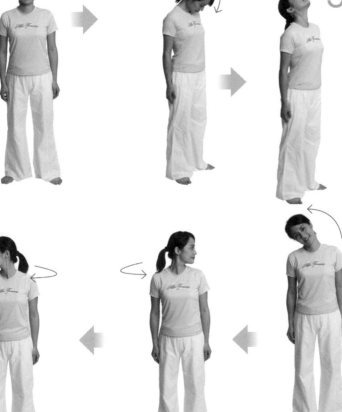

4 回到步驟 1，慢慢把頭向左肩膀傾斜側彎，維持 10 秒。

5 換邊重複步驟 4 的動作。

7 換邊重複步驟 6 的動作。

6 回到步驟 1，慢慢把頭轉向左邊的肩膀維持 10 秒。

聳肩運動

功效：增強肩頸肌力，而且可以達成身體放鬆的效果。

建議次數：5 次。

1. 也可以採坐姿或臥姿進行。
2. 肩部上提、放下時，動作要緩和；同時，身體軀幹應保持正中姿勢。

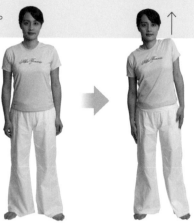

1 站立，雙腳與肩同寬，手臂自然下垂在身體兩旁。頭擺正，收下巴。

2 左肩往左耳方向盡量上提，維持 10 秒，回到步驟 1。

3 換邊重複步驟 2 的動作。

肩關節繞圈運動

功效：鬆動肩關節

建議次數：5 次。

💗 物理治療師小叮嚀

也可以採坐姿進行。

1 站立，雙腳與肩同寬，手臂放鬆下垂在身體兩旁。頭擺正，收下巴。

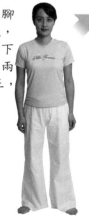

2 右肩往右耳方向上提，往「前」做繞圓圈的動作，回到步驟 1。

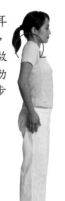

3 右肩往右耳方向上提，往「後」做繞圓圈的動作，回到步驟 1。

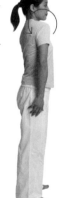

4 換邊重覆步驟 2、3 的動作。

胸前擴胸運動

功效：預防胸部肌肉沾黏，保持良好姿勢。

建議次數：5 次。

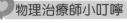

物理治療師小叮嚀

拉開的距離可以逐漸增加，但要注意不要拉傷傷口。

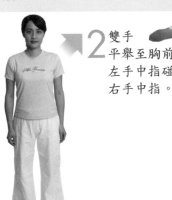

1 站立，雙腳與肩同寬，手臂放鬆下垂在身體兩旁。

2 雙手平舉至胸前，左手中指碰右手中指。

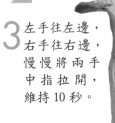

左手中指碰右手中指

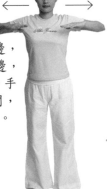

3 左手往左邊，右手往右邊，慢慢將兩手中指拉開，維持 10 秒。

前舉運動

功效：增加肩關節前舉的活動度，以配合上肢日常生活功能的動作，如梳頭等各項功能。

建議次數：5 次。

物理治療師小叮嚀

1. 舉高的高度以不痛為原則。
2. 也可以採坐姿或平躺臥姿進行。

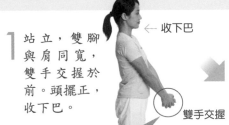

1 站立，雙腳與肩同寬，雙手交握於前。頭擺正，收下巴。

← 收下巴

雙手交握

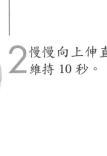

2 慢慢向上伸直舉高，維持 10 秒。

防微杜漸──生活照護

6-1 乳癌手術後的復健運動

219

握拳運動

功效：可訓練手臂力量，也可促進淋巴循環，預防水腫。

建議次數：15 ～ 25 次。

張開

握拳

物理治療師小叮嚀

1. 舉高的高度和時間以不會產生酸痛為原則。
2. 也可以採坐姿或平躺臥姿進行。

1 站立，雙腳與肩同寬，將患側手臂上舉高過心臟，手握拳。頭擺正，收下巴。

2 維持同樣的姿勢，手張開。

3 連續進行手部張開握緊的動作。

輕拍運動

功效：可減輕疼痛。

建議次數：5 次。

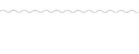

物理治療師小叮嚀

1. 拍打的力量不要太重。
2. 也可以採坐姿進行。

輕拍

1 站立，雙腳與肩同寬，以健側手輕拍患側，從指端開始。

2 輕輕拍至頸肩部。

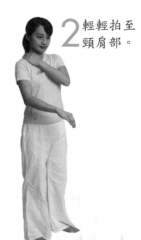

✿ 中階運動

手碰肩運動

功效：增加肩關節上舉、側舉、內收和外轉的活動度，以配合上肢日常生活功能的活動，如梳頭等各項功能。

建議次數：10次。

💬 物理治療師小叮嚀

請按上述步驟依序執行，如有困難則不要勉強。

1 站立，雙腳與肩同寬，雙手插腰。頭擺正，收下巴。

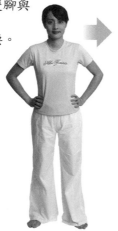

2 將雙手放到肩膀上。

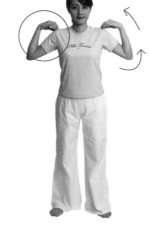

3 再舉至頭頂。

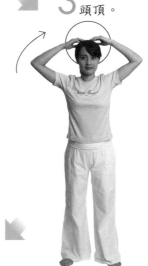

4 再放置在對側的肩膀上。

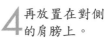

5 回到雙手插腰的姿勢。

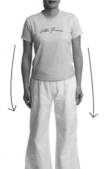

6 最後將雙手垂放在身體兩側。

防微杜漸——生活照護

6-1 乳癌手術後的復健運動

221

肩內轉外轉運動

功效：增加肩關節內轉和外轉的活動度。

建議次數：10 次。

1 站立，雙腳與肩同寬，雙手貼著身體前舉至手肘呈 90 度，手掌張開。頭擺正，收下巴。

手掌張開

2 將雙手往前交叉。

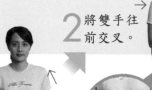

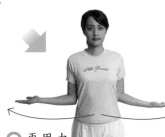

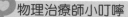

3 再用力往兩側張開。

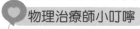

抱頭擴胸運動

功效：預防胸部肌肉沾黏，增加肺活量。

建議次數：10 次。

雙手抱住後腦手肘張開

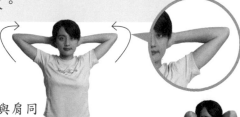

1 站立，雙腳與肩同寬，雙手抱住後腦，手肘張開。頭擺正，收下巴。

2 將手肘用力靠攏。

3 再往兩側張開，回到步驟 1。

爬牆運動

功效：增加肩關節前舉的活動度。

建議次數：10 次。

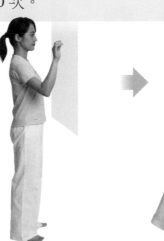

1 面對牆壁站立，雙腳與肩同寬，雙手貼於牆面上。頭擺正，收下巴。

2 患側手活動手指沿著牆壁慢慢往上爬，雙腳一面向前移動，盡量爬高。

站立式俯地挺身運動

功效：預防胸部肌肉沾黏，同時可以增強上肢的肌力。

建議次數：10 次。

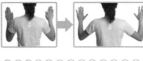

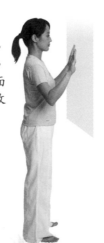

1 面對牆壁站立，雙腳與肩同寬，雙手貼於牆面上，頭擺正，收下巴。

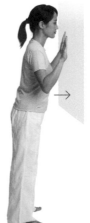

2 雙腳不動，身體慢慢向前靠近牆面。

223

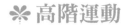

✿ 高階運動

捏球運動

功效：預防淋巴水腫和胸部肌肉的沾黏。

建議次數：10次。

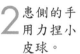

用力捏

物理治療師小叮嚀
注意不要拉傷傷口。

1 站立，雙腳與肩同寬，患側手握小皮球，輕輕舉起。

2 患側的手用力捏小皮球。

3 放鬆回到步驟1。

雙臂繞圈運動

功效：促進肩關節的活動，增進上肢的肌力和耐力。

建議次數：10次。

物理治療師小叮嚀
1. 注意不要拉傷傷口。
2. 畫圈的幅度可以逐漸增大，要量力而為。

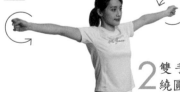

1 站立，雙腳與肩同寬，雙手平舉至與肩同高。頭擺正，收下巴。

2 雙手同時往後繞圓圈5圈。

3 再往前繞圓圈5圈。

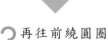

224

彈力帶運動

功效：增加肩關節的活動角度，增進上肢的肌力。

建議次數：5 次。

💬 **物理治療師小叮嚀**

1. 注意不要拉傷傷口，同時不要過度用力。

2. 步驟 4 之後，也可以進行「右手不動，左手往左上方拉開」、「左手不動，右手往右上方拉開」的動作。

3. 步驟 7 之後，也可以進行「左手不動，右手往右上方拉開」、「右手不動，左手往左上方拉開」的動作。

1 站立，雙腳與肩同寬，雙手握住彈力帶兩邊。頭擺正，收下巴。

2 雙手慢慢往左右兩邊伸直拉開，維持 10 秒。回到步驟 1。

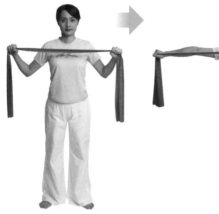
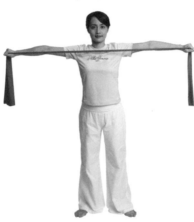
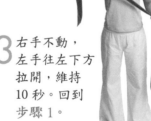

3 右手不動，左手往左下方拉開，維持 10 秒。回到步驟 1。

4 換邊重覆步驟 3（左手不動，右手往右下方拉開）。

5 將彈力帶放在背後，右手在上，左手在下。

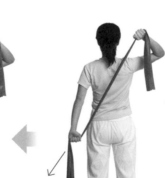

往下拉

6 右手不動，左手往左下方拉開，維持 10 秒。

7 回到步驟 5。換邊重覆步驟 6（左手不動，右手往右下方拉開）。

✽ 預防改善淋巴水腫運動

腹式呼吸

功效：預防改善淋巴水腫，且有鎮定放鬆的
作用。

建議次數：做 3 ～ 5 次，休息放鬆 1 分鐘。

1 平躺，雙手置於身體兩側，將患側手臂墊高過於心臟。

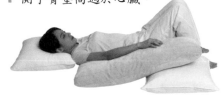

2 吸氣，同時將雙手上舉往頭後方放下，腹部鼓起。

腹部鼓起
↑

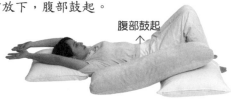

3 吐氣，同時將上舉的雙手往身體兩側放下，腹部內縮。

腹部內縮
↓

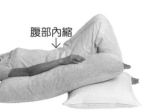

肩關節畫圈運動

功效：預防改善淋巴水腫，且可以促進肩關節的活動。

建議次數：5 次。

♥ 物理治療師小叮嚀

1. 注意不要拉傷傷口。
2. 必須用整個手臂畫圓才能運動到肩關節。
3. 畫圈的幅度不必太大，要量力而為。

1 平躺，雙手置於身體兩側，將患側手臂墊高過於心臟，伸直患側手臂。

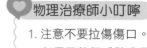
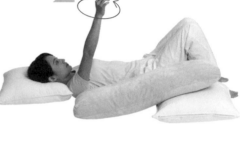

2 順時針畫圓 5 圈。

3 逆時針畫圓 5 圈。

手肘運動

功效：預防改善淋巴水腫。

建議次數：5 次。

♥ 物理治療師小叮嚀

動作要緩和且持續，注意不要拉傷傷口。

1 平躺，雙手置於身體兩側，將患側手臂墊高過於心臟，彎起手肘。

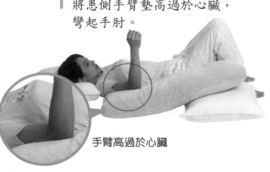

手臂高過於心臟

2 將患側手臂上舉，伸直手肘。再回到步驟 1。

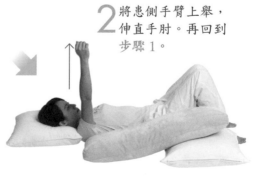

防微杜漸——生活照護

6-1 乳癌手術後的復健運動

手肘彎曲伸直運動

功效：預防改善淋巴水腫。

建議次數：5 次。

1 平躺，雙手置於身體兩側，將患側手臂墊高過於心臟。

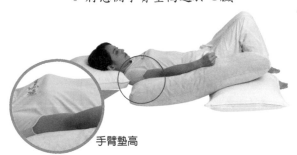

手臂墊高

2 將患側手肘彎曲到底。再回到步驟1。

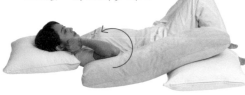

手部翻轉運動

功效：預防改善淋巴水腫。

建議次數：5 次。

手心向前

1 平躺，雙手置於身體兩側，將患側手臂墊高過於心臟，彎起手肘，手心向前。

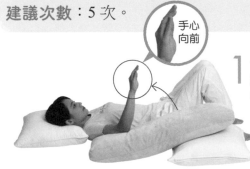

手心面向自己

2 將手心翻轉，面向自己。再回到步驟1。

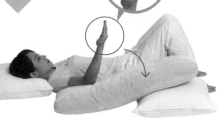

手腕運動

功效：預防改善淋巴水腫。

建議次數：5次。

物理治療師小叮嚀
動作要緩和且持續。

1 平躺，雙手置於身體兩側，將患側手臂墊高過於心臟，彎起手肘。

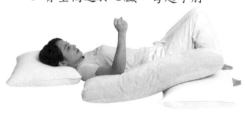

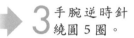 2 手腕順時針繞圓5圈。 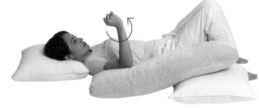 3 手腕逆時針繞圓5圈。

手部運動

功效：預防改善淋巴水腫。

建議次數：5次。

物理治療師小叮嚀
動作要緩和且持續。

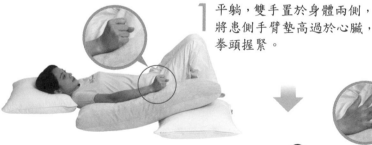

1 平躺，雙手置於身體兩側，將患側手臂墊高過於心臟，拳頭握緊。

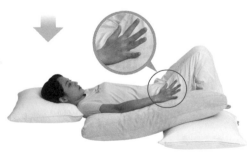

2 再將手掌張開。再回到步驟1。

防微杜漸——生活照護

6-1 乳癌手術後的復健運動

229

6-2 乳癌術後運動

簡文仁／國泰綜合醫院物理治療師

　　將近 40 年來癌症一直是國人十大死亡原因的第一名，雖然現代醫學不斷精進，但隨著老年人口增多以及其他致癌危險因子也居高不下，所以癌症死亡的排名也一直降不下來。但也拜醫療進步之賜及國人正確之健康態度提升，很多癌症都已被視為慢性病不再聞之喪膽。其中尤以乳癌為標竿，雖然盛行率仍高，但只要早期發現、早期治療，加上現代手術方法屢有創新之舉，它對病人身心健康及生活方便的影響已不再可怕，就當作人生中的一段小插曲，提醒妳調整過往的生活方式。

　　談到運動，多年前我曾在基金會的健康講座談過「癌症與運動」，對一般人而言，希望能預防癌症及降低癌症發生的風險，運動是很好的策略之一。在本章節我想從術後照顧，包括醫療追蹤、飲食、運動、舒壓、護理等等面向中，具體建議幾個運動的原則與方法提供給大家參考。

　　術後運動的目的，主要在於維持肢體的靈活度、肌力與體能，以盡量不影響原有的動作功能與生活功能，順帶減少傷口的沾黏與體態的變化，更有研究指出運動還可以降低癌症的復發率，加速癌細胞的凋亡。如果組織在缺氧的狀態下太久，會讓癌細胞感受到威脅而快速增殖加快轉移，透過運動可以增加血液循環改善缺氧狀態，曾有研究是將運動前後的血清和乳癌、攝護腺癌的癌細胞一起培養，結果發現運動後的血清可以抑制癌細胞的增殖並促使它們凋亡，能夠降低癌細胞的存活率。可見運動不只改善缺氧環境還可分泌多種激素以發揮抗癌抑癌的作用。

乳癌術後的運動，在手術方法不斷創新進步之後受到的干擾與限制更少，一般運動只要遵循「漸進不躁動、量力不勉強」，細細感受自己身體「動」的感覺，目標是做到完整，不過若只能做到一半也沒關係，依自己的狀況做多少算多少，慢慢朝著目標努力進行就好，如此可以享受運動的好處，並避免運動的傷害。

● 站挺身體——
　雙手高舉，踮腳發掌

做法：身體盡量挺拔站立，
　　　雙手慢慢舉起過頭伸
　　　直，踮起腳跟手掌朝天
　　　發掌，上下抖動身體。
　　　可以矯正體態及降低
　　　淋巴水腫的風險。

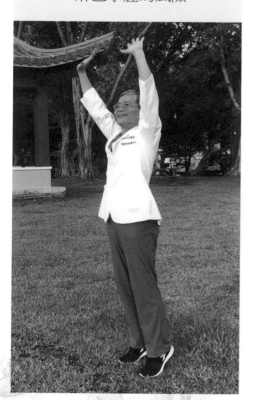

● 半蹲馬步——
　雙手扶腰，上下起伏

做法：雙腳打開與肩同寬，微
　　　蹲馬步，雙手掌扶住背
　　　後腰臀部，抬頭挺胸
　　　身體上下起伏。可以
　　　訓練背肌及下肢肌力。

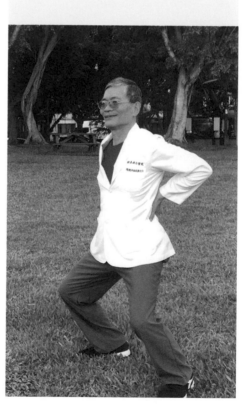

● 彈跳踏步——雙手張揚，喝氣出聲

做法：原地踏步並試著彈跳腳離地面，雙手握拳張掌同時伸出縮
回，並配合跳躍步法跳起來時喝氣出聲。這是有氧運動，
促進血液循環的效果更好。跳不起來也沒關係，身體有上
下起伏就好。

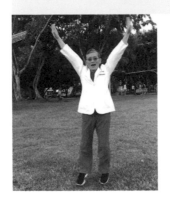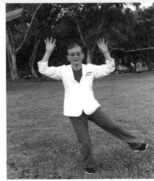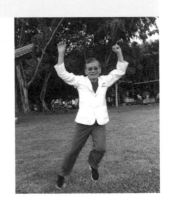

● 前呼後擁

做法：跨前一大步雙手大開，手心向前擺動，身體向前成前弓後
箭步；再雙手往後擺動身體，往後成後弓前箭步。

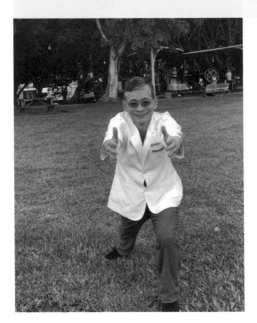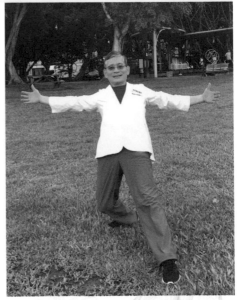

● 左右逢源

做法：雙腳打開兩倍肩寬，雙手打開身體成大字形，左手往左延
伸成左弓右箭步；再右手往右延伸成右弓左箭步。

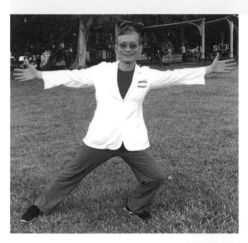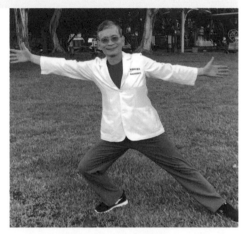

● 上下其手

做法：
原地高踏步，對側手
向上延伸，成步步高
升狀。

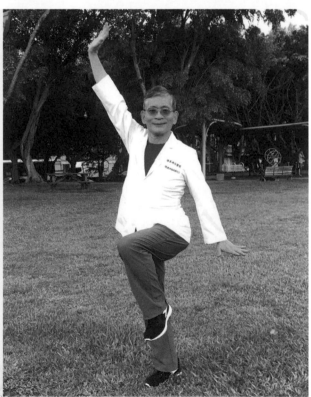

233

6-3 義乳與內衣怎麼穿？

　　乳房切除手術後，最感到困擾的事，大概是無法取得平衡感，特別是胸部豐滿的女性，失去了一側乳房，導致胸部重量分佈不均衡，甚至走路時，往往需要聳著肩來平衡身體，因此加重肩頸背部的不適，造成影響身體姿勢問題的斜肩；乳癌患者想要取得平衡、早日恢復昔日的風采，術後的復健過程中，應包含穿戴適合的義乳和合身的義乳內衣，這種配戴型的義乳也是最簡易恢復胸部外觀的方式。病友們可透過坊間內衣品牌的諮詢、測量，選擇最適合自己術後穿著的義乳與內衣，讓失去乳房的病友重新找回貼心的依靠，再度恢復美麗自信的風采。

失去乳房，一樣可以抬頭挺胸

　　義乳的材質及種類依不同時期使用有所不同，乳房切除手術後初期可使用棉質重量較輕的暫時性義乳；手術後約4～6週當傷口完全癒合且醫師同意後就可以使用永久性義乳，專為乳癌手術後設計的義乳，都是選用高品質的矽膠，模仿乳房的形狀、尺寸，用手工精製而成的，質感和人體乳房組織極為相近，可以給身體提供精確的重量；矽膠義乳外型柔軟、豐盈、自然，並可像真實乳房那樣的擺動，是目前最廣泛使用的義乳類型。

矽膠

氣墊

如何選購矽膠義乳及內衣？

同樣是矽膠義乳首先須參照手術範圍來選擇義乳的形狀，然後選擇能與自己的膚色、肌質互相配合的顏色和質感。選配義乳不僅要注意它的大小，還要確認配合手術範圍以及健康側乳房的形狀和質感，義乳的尺寸和形狀可隨時對照健康側的乳房作調整，保持最佳狀態，所以也是恢復外觀最令人滿意的方式之一。

義乳類型

三角形	水滴型	挺實型（目前少用）
適合大部分的手術類型，具良好的補整效果。	手術側上胸凹陷者不適用，僅適合嬌小或擴散胸型。	健康側乳房鬆軟或乳房下垂者，不適用。

義乳正確的洗滌及保養方法

◯ 請用溫水和中性肥皂輕柔洗濯，不能用熱水直接清洗義乳；洗後應用柔軟的毛巾拭乾，切勿扭絞或用力搓揉。

◯ 避免在義乳上使用粉末、香水。

◯ 使用之義乳如有護套，在將義乳從護套或內衣袋中取出或放入時，請小心處理，因為重複的擠壓或拉扯會造成過度使用的傷害。

◯ 避免使義乳接近尖銳物，如指甲、別針、胸針、剪刀或寵物的爪等，都可能造成矽膠周圍的軟膜永久傷害。

◯ 不穿義乳時，請將其置於隨附盒子的義乳托架上，並遠離熱氣，以保持義乳不變形。

◯ 置放安全處，慎防幼兒或寵物玩耍而不慎破裂或誤食。

❧ 選購義乳專用內衣注意事項

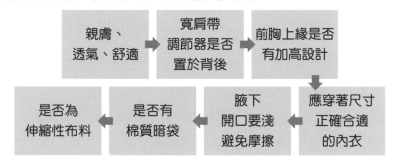

親膚、透氣、舒適 → 寬肩帶調節器是否置於背後 → 前胸上緣是否有加高設計

是否為伸縮性布料 ← 是否有棉質暗袋 ← 腋下開口要淺避免摩擦 ← 應穿著尺寸正確合適的內衣

❧ 試穿義乳專用內衣時需確認的重點

- 不要只穿著內衣觀察外形輪廓，穿上緊身外衣更能觀察出穿戴的效果。
- 查看義乳腋下延伸部分是否吻合，線條是否流暢。
- 彎彎腰、抬抬手、坐一坐、站一站，看看義乳是否能維持在原來的位置，服貼不鬆動。

- 觀看鎖骨至兩側乳頭點是否呈等腰三角型。
- 罩杯是否太小或過大。
- 內衣的胸圍尺碼是否太大或太小。

通常在試穿義乳內衣時，應注意：是否貼合自己的腋下、前胸中心到健康側乳頭之間的距離與義乳乳頭的距離要相同，以及兩邊乳頭位置是否在同一水平線上。許多病友一定會問：「那麼以前的內衣怎麼辦？」一般來說，在手術初期，乳房保健專家通常會建議穿戴義乳專用內衣，除了避免增加手術部位的不適感，更重要的是能夠安心自在的活動。

不過，經過一段時間的調適之後，以前使用過的內衣，只要穿著時不覺得不適，也可以再穿用。建議可以在內衣的內側加裝一個可以

裝得下義乳大小的口袋，口袋的縫摺邊摺小一點，以方便放入義乳為原則。而為了方便取放義乳，只要縫一部分即可，開口部分在縫幾個子母釦，避免義乳跑出來。更簡單的辦法是不用做口袋，直接在裝義乳的護套和內衣罩杯內側，縫上子母釦，也可以很方便使用。

穿出美麗與自信

除了有義乳和義乳內衣的協助，乳癌病友自我也能透過一些小細節，讓自己的生活與外觀，都能更加有活力與自信。

像是到了夏天，穿著無袖的衣服或比較緊身的衣服，腋下部分或袖口的地方可能有凹陷下去的感覺，看起來不太美觀，其實只要另外選擇可以搭配的布料加邊在袖口的內緣，就不會顯得凹陷了。另外，以前擁有的衣服，只要留心細節，在手術後幾乎也都一樣可以穿著，像是套裝或質感柔軟的洋裝，最好有小墊肩，穿起來才會比較合身。

還有，也不要因為動過乳房手術就不再游泳或參與其他運動，尤其是游泳，對動過手術的乳癌病友來說是最合宜的運動，能幫助保持相當良好的體力。建議病友們要游泳的時候，可將矽膠義乳放在特製泳衣內側的袋子裡，這樣看起來就和手術前的身材一樣。

乳癌病友雖然可以穿著義乳和義乳內衣，甚至透過乳房重建手術、整型外科等的協助，讓自己的外觀恢復像以往一樣；不過，最重要的還是姿勢，若姿勢不良，所有的心思都是白費的，所以一定要隨時提醒自己抬頭挺胸，把自信、美麗及活力穿出來。

6-4 飲食怎麼吃？

● 乳癌治療期間，六大類食物（全穀雜糧、豆魚蛋肉、乳品、蔬菜、水果、油脂與堅果種子類）都要均衡攝取。

● 飲食注意事項：蔬果要清洗乾淨，以免農藥殘留；食物要保持新鮮，烹煮全熟，避免食用生食、醃漬類、油炸過及有腐敗可能的食物；盡量避免吃碳烤、油炸方式處理的食物；還有每日飲食不要吃過飽，七分飽即可。

治療期間各種症狀的飲食對策

由於癌細胞所需要消耗的能量遠大於正常細胞，所以若只是提供癌症病患部分營養素，像是素食、生機飲食、中藥偏方等，容易造成病患營養不良，再加上大部分的營養素都被癌細胞搶走了，吃的不完整，將會導致免疫力降低，沒有多餘的體力來對抗癌細胞。

此外，手術後或接受化學治療期間，癌症病患在經歷消耗體力的治療後，因為一些生理上的合併症狀及心理上的因素，往往引起食慾不振、噁心、嘔吐、口腔發炎等情形，自然會影響食物的攝取，增加營養不良、癒後不佳的危險性。

對於患者可能出現的一些症狀，下面將提供適當的飲食建議，有助於改善病患的飲食情況，以提供完整的營養來對抗癌細胞。

食慾不振、體重減輕

因藥物的副作用、身體上的不適或體力衰弱，而導致食慾不振，甚至體重減輕，建議可以：

✽ 食慾不振、體重減輕可讓病患舒適的方式

- 採少量多餐的方式。
- 吃的時候建議先食用固體食物或少許開胃的食物。
- 用餐前放鬆心情,並做些適度的運動。
- 烹調上可經常變化方式及改變菜色,或在烹調時使用不刺激的調味料,都能幫助病患增加食慾。

噁心、嘔吐

發生噁心、嘔吐,不但會造成病患體力上的消耗,還會使得吃下去的營養素無法被身體吸收,非常可惜,因此建議:

✽ 噁心、嘔吐——可讓病患舒適的方式

- 採取少量多餐的方式。
- 起床後和運動前,都要攝取較乾的食物,且運動後勿立即進食。
- 要經常注意水分和電解質的平衡。
- 液體補充盡量不要和食物同時進行,若真的要喝水或飲料,應在飯前 30 到 60 分鐘飲用,並以吸管吸吮為宜。
- 應避免攝取溫度差異太大、太甜及油膩的食物。
- 在接受放射治療或化學治療前 2 小時應避免進食。

口乾、口腔潰爛、吞嚥困難

食物是先經過口腔,再到食道,最後才在腸胃道消化吸收的。如果吃東西會造成口腔的不適,食物的攝取意願自然會降低。

- 若口乾時,可含冰塊、咀嚼口香糖、飲用淡茶、檸檬汁或高熱量飲料,但要避免調味太濃。

- 改變食物的質地、提供軟質或流質的食物,例如果凍、雞凍、布丁等。

- 和肉汁、肉湯或飲料一起進食,有助於吞嚥,減緩進食時的不適。

- 可適時利用吸管來幫助吞嚥。

- 應避免太刺激的食物或酒精性飲料。

✿ 味覺改變——可讓病患舒適的方式

癌症或治療所引起的味覺改變,常會造成病患不想吃,或是只吃某些能接受味道的食物,容易造成偏食而營養不良。

- 可選用味道較濃的食材,如香菇、洋蔥等。

- 可嘗試選用味道較重的調味料,來增加病患接受度。

- 避免食用苦味強的食物,如芥菜。

腹瀉

若腹瀉嚴重,不僅會造成癌症病患的營養不良,而且和嘔吐一樣,容易引起水分和電解質的不平衡,造成嚴重脫水。

✿ 腹瀉——可讓病患舒適的方式

- 採取少量多餐的方式。

- 避免太過油膩的食物。

- 避免會引起腹瀉的牛奶及奶製品。

- 要適度地利用食物或運動飲料來補充水分和礦物質。

- 採用低渣或纖維素較少的食物,減少刺激腸蠕動。

- 可多選用含鉀量高的食物,如米湯、去油肉湯、去渣的果菜汁等。

便秘

　　心理壓力、進食困難、水分補充不足以及治療的副作用等，都會造成癌症病患便秘情形，導致代謝的毒素堆積在體內無法排出，使得病況沒有進展。

❋ 便秘——可讓病患舒適的方式

- 多補充水分，如溫開水、檸檬汁、黑棗汁、含渣的果菜汁等。

- 增加高纖維食物的攝取，如蔬菜、水果、全穀類等。

- 適度的運動，可幫助腸子蠕動。

- 最重要的還是要放鬆心情，身體自然就會放鬆。

貧血

　　造成貧血的原因有很多種，但癌症病患常常會因為癌細胞的大舉攻擊，或是治療過程中的破壞，導致體內血紅素減少而引起貧血。應事先和醫師或營養師溝通，針對個人情況，加以瞭解引起貧血的原因，再適時地從食物或營養補充品中攝取缺乏的營養素，改善貧血症狀。

ꕤ關心與叮嚀

　　化學治療期間，高蛋白質、高熱量的流質食物絕對是每一位乳癌患者的需求；而高油脂的食物一定要避免，乳癌患者必須避開高脂肪食物，化療結束後也一樣，應以清淡、未經過度料理的食物為主。

　　總之，無論是預防或術後，共同飲食原則均為高纖維、低脂肪，回歸自然的飲食，並盡量減少加工製品；此外，手術後更要注意增加免疫力，飲食上應再增加高蛋白質、高熱量的食物攝取，以增強抵抗力，好早日康復。

其他治療期間飲食注意事項

● 葷素都有必需的營養素存在，只要不偏食，不一定需要吃素，最重要的是要均衡營養。

● 每一種食物都具有多種的營養素，所以必須均衡攝取食物，不建議斷食，易導致營養不足。

● 多吃高蛋白質食物，如雞、鴨、魚、肉類、蛋、牛奶、豆製品等。

● 多吃高熱量食物，如高湯、布丁、木瓜牛奶、冰淇淋、奶昔、蛋糕等。

● 腹脹時，應避免食用易產生氣體的食物，或是粗糙、多纖維的食物，如豆類、洋蔥、馬鈴薯、牛奶、碳酸飲料等。

● 多攝取可抗癌植化素蔬果，如：番茄、花椰菜、大頭菜、黃豆、菠菜…等。

● 在化療期間也不建議吃紅人蔘，可選擇適量涼性的蔘（粉光蔘、人蔘鬚）。

● 化療期間不建議吃生機（生食）飲食，因體內的免疫系統較弱，易感染。

● 若要喝咖啡，依個人狀況，適量為宜，茶也不要過量，通常 2 ～ 3 杯／天（240ml／杯）為佳。

● 若要吃中藥，化療期間應告知醫師，並和醫師配合。

6-5 假髮怎麼戴？

在化療的所有副作用當中，掉頭髮和嘔吐、噁心、腸胃道受損等情形相比，似乎小多了，不過，也不要輕忽這個小事，雖然每天出門可以靠戴帽子、戴假髮遮掩，但其實對心情影響蠻大的。

開始治療以後，癌症病人在容貌和體態上，都會因為藥物的副作用，而變得跟以前不同，甚至失去以前的風采；雖然社會對癌症病人還沒有到「污名化」程度，但是莫名的壓力還是少不了，若能配戴適合自己的假髮，可以幫助調適外觀改變的過度時期。

不要一口氣把自己理成光頭

大家都知道化學治療後，病人會開始掉頭髮，不過每個人化療後，多久才開始掉頭髮，狀況都不太一樣。有的人在積極化療之後，第 1 個星期就發現，洗頭的時候，頭髮開始慢慢的掉落，早上睡醒的時候，發現枕頭上有一大撮掉下來的頭髮；有的人則在化學治療 1 個月後，才開始有掉頭髮的現象。

為什麼化學治療以後會掉頭髮呢？原來毛囊細胞也是快速分裂的細胞，當化療藥物在殺癌細胞的時候，這些藥物只辨認那些快速分裂的細胞，因此也將髮囊細胞一併殺死了，才會造成掉頭髮的情形。沒有做過化療的人，會以為化療針劑打進去之後，隔不久就會開始掉頭髮，其實，掉髮的速度沒那麼快。

大約在做化療之後的 1 到 2 個星期，才會開始慢慢的掉頭髮，且頭髮也不是一夕之間全部掉光，而是慢慢地掉；當然，接受化療並不怎麼掉頭髮的幸運者，也大有人在。

不過一般說來，接受化學治療的病人，頭髮掉到稀稀疏疏，想要乾脆把它全部理光的時候，都要在 1 個月之後；因此，剛開始接受化療，可以不必急著把頭髮理掉；住院期間，如果原本是長頭髮，覺得整理不方便，則可以先剪成俏麗的短髮，漸漸地當頭髮慢慢的掉下來之後，再把自己剪成一個小平頭，最後視情況再理成光頭。

什麼時候要開始買假髮、戴假髮？

因個人體質不同以及醫師所使用的藥劑差異，每位乳癌病友掉髮的狀況不盡相同，所以選擇一頂適合自己的醫療級假髮，對患者的心理和外觀，有非常重要的支持性。

那麼什麼時候要去買假髮呢？通常會建議患者，在開始做化療前先去選購，或是開始化療 1 至 2 次後，趁頭髮還沒有掉得很多，造型改變不太大的時候，就先到假髮店諮詢購買，如果有親戚朋友問起，也可以說是最近改變新髮型，以避免心理的尷尬和負擔。而且假髮一直戴到療程期間，還可以根據需求做不同的修改，搭配臉型和化療掉髮程度，讓自己的髮型看起來更自然也更有精神。

等到頭髮都掉光以後，男性病人最方便的就是戴上運動帽或套頭毛帽（但要配合個人臉型和五官，戴起來才會好看，才不會顯得沒精神，更像個病人）；女性患者可以把自己打扮成一個小男生，也戴上運動帽，若是不喜歡打扮成小男生的女性，可以選購一頂品質好一點的假髮，讓自己更亮麗有自信。

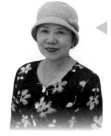

◀ 可依自己的臉型、喜歡的髮長、個性、服裝等等，選擇合適的假髮，或是戴上帽子，一樣魅力十足。

戴假髮的方法

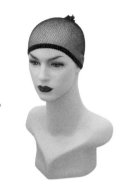

❋ 短頭髮

● 把自己比較突出的頭髮壓平、壓好。

● 在髮網下面以及開口處，夾上黑色小髮夾固定，如此帶上假髮會比較好處裡。

● 可依自己的臉型選擇合適的假髮或是戴上帽子。

❋ 長頭髮

● 要先把自己的頭髮夾好。

● 記得在塞頭髮的時候，最後要把橡皮筋拆開（**手要很巧，可多練習幾次，或請人幫忙**）。不要留橡皮筋綁住頭髮，因為當戴上假髮之後，頭後面一定會凸一塊。

● 用黑色小夾子把頭髮固定好，讓頭型看起來較圓。

● 接著戴上假髮，要從假髮的前面開始戴，落點約在額頭前 1 到 2 公分處。

● 沿著假髮的邊緣，將後腦杓的頭髮抓進假髮裡面，調整好位置。

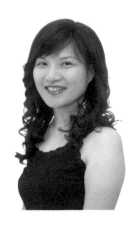

● 將假髮後面兩條帶子勾好，可幫助固定（**因為有固定，假髮戴久了頭會緊繃、疼痛和不舒服，此時可將其鬆掉**）。

● 帶子勾好之後，調整好假髮的位置，用梳子梳理好即可。

✳ 光頭

- 將內層鬆緊帶，圈住頭圍後，先固定住。

- 然後，調整好假髮的位置。

- 最後用梳子梳理好假髮，做出想要的造型就可以了。

醫療用假髮的種類及清潔方法

	特徵	清潔方法
優質髮絲	精選真人髮絲，髮質光澤富彈性，可依照喜好加以燙染處理，整理容易、透氣舒適。	1. 先用梳子由上往下將打結毛髮與灰塵梳理清除。 2. 將止扣、髮夾全部扣上或關閉。 3. 以量約 50 元硬幣大小的洗髮精，加入常溫水攪拌至起泡。
一般髮絲	真髮與假髮做適當比例的混合，經過酸染處理的髮絲脫戴方便。	4. 將頭髮完全浸泡約 30 分鐘，過程中勿拍打或搓揉，避免打結。 5. 順著水流由頭頂將泡沫沖淨。
人造髮絲	以耐溫程度分為尼龍髮絲、合成纖維髮絲及耐高溫纖維髮絲，經特殊技術處理過，看起來也相當自然。	6. 使用護髮素均勻抹在假髮上靜置約 30 分鐘後再沖淨。 7. 利用乾毛巾按壓將水分吸乾，梳理後自然風乾即可。

＊每天使用假髮，可以 1～2 週洗潤髮一次；若不常使用可以 12～15 次洗潤即可；也可送專業店家清洗。

（清潔方式會因不同廠牌有所差異，請以店家實際教導方式為主）

～關心與叮嚀

　　假髮價格取決於製作之工藝技術、內網親膚性、髮料的材質、頭髮長度、及全網透氣度等因素影響，因此，透過諮詢試戴可以找到更符合自己習慣且舒適又美觀並在預算價格內的假髮。

6-6 日常生活的照護

當確定罹患乳癌後，醫師會開始進行一系列的治療，從手術治療、化學治療、放射線治療到荷爾蒙治療。盡管治療內容因人而異，但在治療期間生活照護上的注意事項，是每一位病人都需要去關心的，唯有如此，才有好的治療效果及生活品質。

預防患肢淋巴水腫的日常保護措施

因腋下淋巴結割除之後，手臂的抵抗力減弱，容易感染或水腫，患側手臂應避免外傷，不宜做粗重工作或手提重物，還有注意以下事項：

✻ 預防患肢淋巴水腫注意事項

1.別穿袖口有鬆緊帶的上衣。

2.應避免上肢常處於靜止或下垂姿勢。

3.不要用患側拉公車上的扶手拉環。

4.睡眠或休息時，應把患側手臂墊高以防水腫。

5.指甲不可以修剪太短，以免感染，造成甲溝炎。

6.避免曬傷和昆蟲咬傷。

7.別在患側戴手錶、手鐲、戒指，也不要背皮包、提重物。

8.不要在患側手臂做侵入性治療，如打針、量血壓、抽血等，也不要施壓在手臂上。

9.天冷時，要常使用潤手霜等保濕乳液（油），以防止皮膚乾裂。

10.患側應避免切傷、針刺傷及抓傷，縫紉或使用尖銳工具、別針等要當心。

11.一旦手臂出現紅、腫、熱、痛感，就要和妳的醫師聯絡。

12.千萬不可在患側使用熱水袋或電熱毯等用品熱敷，因為很容易燙傷;也不要用患側手臂拿香菸、點打火機、烤肉等,避免局部熱敷。

13.烹調或工作時要避免燙傷、受傷;不要赤手做家事,使用清潔劑、大掃除、做園藝工作、從烤箱或微波爐中取物時,都應戴手套。

化學治療期間的日常生活

在每階段的化學治療期，尤其是回家後 2 到 3 天，會有嚴重體力不支、疲倦、發燒、食慾不振現象，需有充分的休息，此時需要注意的事項有：

❋ 化學治療期間——日常照護注意事項

- **補充水分**
  治療期每日需攝取足夠的水份量約 2000 到 2500cc，可分數次飲用，每次約 200cc，小口飲用，也可用湯汁替代水分。最佳飲水時間是早上起床時，喝 1 到 2 杯水，約早上 10 點再補充一次，下午 3 點左右一次，每日三餐飯前 1 小時喝水，睡前再飲水一次 200cc。

- **準備易消化的清淡食物**
  可準備易消化的清淡食物補充體力，提升免疫力。

- **準備安全舒適的環境，防止受感染：**
  保持室內空氣流通，應打開窗戶或使用空氣清淨機，病患本身宜戴上口罩保護自己，盡量減少訪客的接觸，以避免感染源，家中若有人發生感冒，應保持適當距離，避免親密接觸。

- **適度運動：**
  為了增進食慾及防止臥床太久造成血液循環不良，可在室內每日一到兩次，每次 10 到 15 分鐘走動，可視身體狀況來增加走動時間及次數，甚至離開室內出外活動。

- **注意身體的清潔：**
  若無法自行沐浴清潔時，可請家人從旁協助，尤其是發燒、出汗，更須保持皮膚毛孔的清潔乾燥，衣服選用棉質透氣質料。

- **多休息與睡眠：**
  給自己一個安靜的環境，讓自己多休息，除了夜間睡眠外，白天也要增加臥床休息時間，讓身體快速恢復體力。並可藉深呼吸、鬆弛運動、催眠音樂來幫助入眠。

- **注意口腔清潔：**
  化療期病人處於抵抗力最弱狀態，必須防止感染以免引發合併症。尤其是「病從口入」，口腔的清潔非常重要，所以病人進食後一定要漱口，可減少口腔潰瘍之變化及減少發炎現象。

6-7 乳癌與伴侶的親密關係

　　隨著醫學的進步，乳癌存活率顯著提升，癌後的心理與生理品質成為更需要被關注的議題。藉由這個章節，我們將來談癌後的伴侶親密關係。伴侶親密關係可從「心理親密感」與「身體親密感」兩個面向來談。在心理親密感的層面上，乳癌可能帶來身體形象的改變，使得癌友對自己的外觀失去自信，進而防衛性的遠離社交或親密關係的建立；在身體親密感上，治療經歷情緒繁亂、生理疼痛及治療副作用，這些也都可能使癌友疲憊到想閃躲性生活，影響伴侶關係的品質，故以下我們將以治療階段來分享，針對各種可能影響層面提出建議的經營方針。

治療期間

治療階段	治療時程	注意事項	親密關係經營方針
術後傷口癒合期	約 2 週	傷口疼痛。	以撫摸來滿足身體親密感。
術後手臂復健期	約 3 ～ 6 個月	前 1 ～ 2 個月，上肢的活動稍受限制。	性生活時，可置一枕頭於患側下方，避免對患側上肢施予太大的壓力。
術後化學治療期	約 5 個月（約 6 個療程，每個療程 3 週）	化療的身體不適，及化學藥物刺激陰道黏膜，減少陰道的濕潤，容易引起性交疼痛，影響性生活品質。	1. 每個療程的第 1 週，性交疼痛較明顯，較不宜性生活；第 2 ～ 3 週，則可恢復正常。 2. 化療引起提前停經，導致陰道乾燥，可使用輔助性潤滑劑。
		裝有注射導管的患者可能會擔心性行為會妨礙到導管。	不要摩擦到覆蓋的敷料，性行為不致造成問題。
		陰道所分泌的液體中，可能含有化學治療的藥物。	化學治療期間全程使用保險套，以免懷孕，影響胎兒。

治療階段	治療時程	注意事項	親密關係經營方針
放射線治療期		1. 有些人會疲倦、噁心、傷口皮膚乾燥潮紅、乳腺疼痛。 2. 放療也可能導致受到照射的組織產生纖維化，皮膚增厚、攣縮，或皮膚紋理、顏色改變，進而影響乳房的敏感度。	1. 任何一種副作用都會影響性生活的品質，但隨著時間的推移，會慢慢恢復。 2. 若副作用不嚴重，性生活並非禁忌。
追蹤期		性生活不必忌諱。	性生活最忌諱的是沉默，需要雙方開放的溝通。

◎注意事項：

● 若體質虛弱，建議把更多的精力放到治療上，暫時停止性生活。

● 化學治療或放射治療可能會使您有一段時間的免疫系統功能不是那麼好，性生活時，建議善用保險套，若有擔心也可詢問醫生該如何保護自己，但大多數醫生認為只要健康情況好到可以到公共場所，都可以恢復性生活。

治療痊癒

乳房手術後，身體形象的改變，可能使得女性對自己的身體感到「不再完整」而失落，開始會對自己感到自卑、擔心另一半的觀感、排斥親密的接觸、對性的表達失去信心，甚而對性生活表現被動，長期可能發展成性冷漠，影響親密關係的和諧，但這些性慾改變的原因追究回來，其實都是心因性的，所以我們於此也提供一些親密關係的經營建議方針，給各位參考。

治療的影響	逃避親密接觸的原因	親密關係經營方針
身體外觀的改變	對自己沒自信。	1. 乳房重建手術，重拾自信。 2. 正向行動（如：穿著漂亮內衣、調暗燈光、經營情趣），打斷負向思考。
類似更年期症狀	因為治療，陰道可能變得萎縮、乾燥，使性交時疼痛。	可考慮使用陰道潤滑劑，尤其水性的潤滑劑能減少摩擦，預防保險套破裂。

　　另一部分是伴侶對癌後性生活的「正確觀念」知多少，以下羅列一些可能影響性生活的偏差觀念：

● 擔心癌症會傳染。

● 擔心性行為影響已癒合的傷口。

● 「性事傷身」的刻板印象：擔心病情復發或惡化。

● 錯誤的同理心：伴侶罹患癌症，我卻還想要有性行為，太自私。

　　癌後性生活品質首重良好的伴侶溝通。上述這些想法都是單方面或錯誤的認知，彼此都想保護對方，結果卻是雙方都默默承受痛苦，那何不將心裡的擔心提出、一起討論。例如：「我真的很懷念我們的性生活，讓我們來談談我們哪裡卡住了，好嗎？」

　　華人的世界，伴侶不太習慣談論性的話題，但在癌症治療開始後，性生活需要學習明確的溝通，不論是透過言談或身體引導，明確讓伴侶知道自己的性感受與性喜好十分重要，伴侶透過共同討論、彼此調整，才能維持長久良好的伴侶親密關係。

6-8 罹患乳癌的心理調適與支持

● 疑似症狀，不要拖延檢查，把握黃金治療時機。

● 多參與醫師講座，知識就是力量。

● 抗癌歷程，家人的支持和病友會都是十分重要的後援。

　　罹癌是大家都不願意面對到的生命課題，但如果有一天課題找上門，我們逃也逃不了，所以讓我們來談談當乳癌來敲門時，我們能如何承接這個生命課題，同時兼顧好我們的身心狀態與生活品質。

　　在這個生命課題的旅程中，我們將經過「疑似與檢查」、「確診與治療」及「預後與追蹤」，每段路走來都讓人不太踏實，我們奮力地想奪回生命與生活的掌控權，但不確定感卻常常將我們推進踟躕、焦慮、不安的脆弱狀態。在這個篇幅裡，我們將與您分享可以如何調適自我，來讓這趟旅途走得更少迷失、更有方向。

乳癌的旅程

❀ 第一站：疑似與檢查—透過正確的行動讓心安定下來

　　剛發現疑似症狀時，總會擔心面對後的結果若不理想該怎麼辦，所以脆弱的心理常常會讓我們陷入「先拖一陣子再說」的行動裡，可是拖延的日子，心裡未必好受，逃避無法減緩我們的擔心，也會

讓日子漸漸快樂不起來，甚而影響睡眠與生活。有些人喜歡先上網搜尋資料，自己當醫生幫自己診斷，可是這個過程中，我們的心很容易會因為網路上的各種說法而更紛亂，所以，與其獨自擔憂，我們建議您找醫師進行檢查，讓焦慮的心可以透過正確的行動而安定下來。

❋ 第二站：確診與治療—參與病友團體與醫師講座，知識就是力量

步入醫院檢查並不代表我們預備好去接受檢查結果，所以在得知確診後，其實大部分的病友內心都還有些許抗拒面對—「這是真的嗎？」若您對診斷結果存疑，建議做第二意見諮詢，並讓自己的心隨之慢慢安定下來。進入治療階段，鼓勵病友與家屬參與治療討論（醫病共享決策 Shared Decision Making，SDM），但不了解乳癌的情況下，很容易讓我們不知從何討論起，故建議您在確診後，積極參與病友團體與醫師講座，您會發現自己不是孤單的一個人走在這段旅途上，您也會擁有正確的態度與知識陪伴您走過治療歷程。

❋ 第三站：預後與追蹤—把握當下，珍愛每一天

如果用生命課題去解讀乳癌的發生，您將會發現它是來提醒我們去調整生活的。在預後的狀態裡，鼓勵您思考如何讓自己過得比罹癌前更健康、更快樂。與其灰頭土臉的埋怨生活，不如感恩它幫助我們在庸庸碌碌的生活裡回到照顧自己。對於恐懼復發的狀態，最棒的行動就是定期追蹤，因為只有行動才能破除恐懼，並且好好省思自己的恐懼源頭可能是對於未知的擔憂與焦慮，那麼您目前最

好的行動就是把握當下、不留遺憾，珍愛每一天的積極生活、多接觸大自然、與他人建立良好的關係，都將使癌後人生更美麗！

從生命時序來談，不同的年紀面對到乳癌可能會有不同的擔心，面對擔心最好的調適方式就是看清困境並思考如何因應，故以下我們將分成「35 歲以前」、「36～65 歲」及「66 歲以後」這三種年齡層來談罹癌後的生活衝擊與因應之道。

從生命時序來談乳癌治療的安心提醒

❀ 35 歲以前

女性在 35 歲前罹患乳癌，很容易面臨到生育與身體意象的擔心。若您還想生寶寶，我們建議您在確診後，與醫師討論自己的生育規劃，讓醫師得以協助您轉介生殖醫學專科共同合作；但如果您在懷孕過程中發現乳癌，我們建議您告知醫師孕期，醫師會以安全考量為前提，與您討論如何控制病情和減少對胎兒的影響。同時，面對身體意象的擔憂，得以透過乳房重建手術重拾自信。

❀ 36～65 歲

在 36～65 歲間，多半身負家庭照顧者或經濟支柱的重任，讓您最煩惱的可能是治療過程的體力問題與經濟花費。這個階段，鼓勵您與醫師充分溝通，醫師會協助您轉介營養師、復健團隊照顧您的身體狀態，並在需要之時，轉介心理師、社工師，讓他們能及時幫助您穩定情緒、申請各式相關的補助與資源。另外，這個年紀裡，

也有許多癌友擔心治療影響性生活，但原則上乳癌治療並不會影響性福，若有伴侶溝通的困境，可以進行心理諮商，讓心理師陪伴您們找回美好關係。

❋ 66 歲以後

這個階段，治療面對的最大限制是體力上的負荷。我們如何照顧好營養讓自己得以順利完成治療、如何減少治療副作用的不適讓自己得以堅持走完療程，甚至如何舒緩身體各部位的疼痛感都是重要的課題。尤其年邁的癌友，家屬的陪伴是十分重要的支持，鼓勵家屬一起與醫療團隊進行充分溝通，讓醫生得以全人照護的方式規劃治療，提供以病人為中心的醫療照護，讓癌後生活依然保有尊嚴與生活品質。

抗癌全程中，擁有一段好關係可以讓癌友的情緒更穩定，對療程是很加分的！但華人社會對關懷的表現多以「為你好」的說法包裝，陪伴者常以管束的態度來呈現關心，反而讓病友感到滿滿壓力，造成更多家庭或伴侶關係的失衡與衝突。我們建議陪伴者學習以「尊重」的態度陪伴，鼓勵一起參與病友會的課程，共同了解疾病，建立同理的互動，這些實質的行動將比言語上的「強勢管束」或「加油」來得有用。同時，照顧者也需要讓自己適時喘息（政府備有喘息服務資源），先照顧好自己的情緒與健康，才能提供更好的照顧品質，成為最佳助攻隊友。

✎關心與叮嚀

抗癌旅程中，帶著正確的心態和知識能減少迷惘；當您無助時，請記得您擁有整個醫療團隊當您的後盾，向醫師發問問題取代自己上網搜尋，唯有透過正確的行動才能讓您在抗癌旅途中走得穩、走出您的美麗新人生。

6-9 癌後人生

● 生活型態有助改善健康和生活品質，包含社會支持、壓力管理、優質睡眠、健康飲食、規律運動、有益身心的環境。

　　美國癌症研究院出版的《癌症止步 Stopping Cancer before its starts》指出，有 77% 的癌症根源與生活型態相關，14% 與遺傳風險相關，9% 與環境風險相關。因此，日常生活所做的選擇對身體健康有直接顯著的影響，其不僅能降低罹癌風險，還能增加癌後的生存機會，讓我們一起透過這個章節來談癌後生活的經營方針。

提升癌後的整體健康及生活品質

　　在癌症存活議題（survivorship）的關照層面，我們從全人照護的角度切入，自剛被診斷、接受治療、急性治療緩解後、癌末階段，各有不同的需求。

生理	心理
罹癌器官功能下降甚至喪失、疲倦感、睡眠障礙、疼痛、性功能障礙、骨骼健康問題、生育問題等。	人際關係、焦慮沮喪、認知力注意力降低、擔心復發轉移。

靈性需求	社會
安寧、反思生命意義、接受死亡。	經濟負擔、重回職場、保險。

　　癌症本身或治療過程（手術、放療、化療、標靶與免疫療法）會造成很多相關問題影響生活層面：

疼痛（pain）
癌症轉移、手術、化療、放療造成，神經病變與慢性疼痛。

癌因性疲憊（cancer related fatigue）
盛行率 59 ～ 100%，合併疼痛與睡眠障礙，與憂鬱焦慮相關，可持續數年。

睡眠障礙
（sleep disorder）

精神／情緒困擾
（spiritual/emotional distress）

認知功能障礙
（cognitive impairment）

性功能障礙（sexual dysfunction）
／不孕（infertility）

　　經過一連串辛苦的治療後，癌友可能還帶著某些治療中的身心創傷繼續生活，因為戰勝乳癌並不代表生活就會活得很好，因此癌後人生的生活品質是我們首要關心的事情，要面對、發現、處理這些問題，需要一個完整的支持與照護系統：

主治醫師	癌症個管師	心理師、社工、精神科醫師	家庭、親友、職場
改善生活型態，培養健康生活習慣	支持團體	家庭醫師、家庭藥師	宗教、病友會

　　想要提升整體健康及生活品質，首要改善生活型態，培養健康生活習慣，其不僅能增強癌友的身心健康，還可能改善乳癌的總體結果。美國知名 MD 安德森癌症中心，臨床癌症預防中心主任科恩博士在「不罹癌的生活」談到：先進的癌症醫學解決大部分的問題，但每個人的生活方式是防癌不可或缺的重點，其特別主張「六合一

（Mix of Six）生活型態」，包含社會支持、壓力管理、優質睡眠、健康飲食、規律運動、有益身心的環境。

生活型態

✳ 社會支持

社會支持能減緩癌症的進展，活得更久，包括實際支持（如：開車送醫、備餐）、資訊支持、鼓勵支持、社群支持與情感支持。凱薩醫療（Kaiser Permanente）研究人員追蹤美國乳癌患者的存活率復發情況，長達 20 年，結果顯示社會支持薄弱的女性，復發可能性增加 43%，死於乳癌可能性增加 64%。孤獨敏感者常消極解讀社會環境，孤立自己，因此鼓勵病友建立自己的人際支持網絡、參加社團，敞開心胸與人交流、分享資訊、互相學習、互相支持，讓自己的人生觀從消極改為積極，感恩取代責備，做出有利於長久健康的整合意識。

✳ 壓力管理

所有癌症的死亡主因都是轉移，然而壓力卻會刺激癌症擴散，侵蝕我們的健康，所以我們要學習管理壓力的方法。壓力會釋放蛋白質與荷爾蒙進入血液中，助長腫瘤細胞生長、謀取資源汲取營養，使身體更適合癌症生長，促使癌症擴散，進而導致免疫系統失調。Sood 博士認為，腫瘤不僅能建立自己的血管系統，還會形成它們自己的神經分布。但還好壓力不是遺傳因子，我們可以透過瑜珈呼吸、放鬆技巧與冥想練習，降低壓力荷爾蒙，改善總體健康。

❈ 優質睡眠

　　把睡眠當超級修復力，改變人生觀和記憶的補給。睡眠品質的障礙，包括難以入睡、難以熟睡、太早醒來、睡不夠、睡眠時間不定、品質不佳。改善你的睡眠習慣（如：午睡30分內）與睡眠環境，才能獲得優質睡眠，來幫助您修復身心的疲勞。如果您有睡眠上的困擾，也可至身心科尋找精神科醫師開藥，或進行心理諮商，由心理師陪伴您建立自己的助眠好習慣。

❈ 健康飲食

　　體重越重，癌症風險越大，有十種癌症和體重過重或肥胖相關，其中體重過重者罹患乳癌風險上升20～40%。控制體重，除了運動，另一個部分就是健康的飲食。食物能滋養我們、治療我們、維持我們的健康、影響我們的體態，同時其也會影響體內微量生物群，而不健康的微生物群和疾病又十分相關，故我們鼓勵以下的健康飲食準則，營養素應從食物來源獲得，而不是依賴健康食品控制癌症。

高纖低脂的飲食 以蔬菜、水果和全穀物為主的健康飲食。

低糖 及低脂肪

限制紅肉， 避免加工肉類

盡量減少 酒精飲料

避免 菸草製品

- **低脂肪飲食可減少乳癌死亡的風險**

　　降低脂肪攝取對於罹患乳癌患者將來發生任何原因的死亡風險可以降低15%，乳癌特異性原因死亡也可以降低21%。

研究 說明	美國加州大學洛杉磯生物醫學研究所 Rowan Chlebowski 博士所發表的研究關於低脂肪飲食是否可以減少乳癌的發生及死亡風險。這項研究稱為婦女健康倡議（Women's Health Initiative，WHI）的膳食改變，研究從 1993 年到 1998 年，年齡在 50 歲至 79 歲之間，而且沒有乳癌病史的停經後的女性共 48835 名。研究將這些女性分成兩組，一組正常飲食，飲食中的脂肪占每日卡路里的 32% 或更多。另一組則是低脂肪飲食，飲食中的脂肪減少到 20% 或更少，並且每日至少吃一份蔬菜水果和穀物，至少持續 8.5 年。
研究 結果	持續追蹤後，在 2017 年發現低脂肪飲食確實可以減少乳癌發生，但是效果還是有限，如果進行低脂肪飲食，將來罹患乳癌後可以減少死亡風險 18%。在 2018 年再追蹤發表的結果是可以減少 14% 的死亡風險。在 2019 年的 5 月 ASCO 發表的研究，飲食中的脂肪減少到 20% 或更少，可以減少 8% 的罹患乳癌及死亡風險，遺憾的是沒有統計學上的意義，這個結果可能令人失望，不過他們進一步分析發現降低脂肪攝取是有長期的益處，降低脂肪攝取對於罹患乳癌患者將來發生任何原因的死亡風險可以降低 15%，乳癌特異性原因死亡也可以降低 21%。

✻ 規律運動

　　相當多的研究數據表明，規律運動、避免肥胖及減少酒精攝入量，可降低乳癌復發和死亡的風險。以下舉數個重要研究以茲證明。

● 運動可保持心臟血管的功能

　　有些乳癌必須接受化學治療，像是太平洋紫杉醇、小紅莓（anthracycline）這兩種藥物都會損害心臟。最近瑞典 Inger Thune 和他的研究團隊證明，接受外科手術後 3 個禮拜內接受有氧運動、負重運動或伸展運動等，可以使心臟功能恢復。所以，為了減少化

防微杜漸——生活照護

6-9
癌後人生

學治療而引起心臟血管的副作用，病患在手術後應該要運動，一個禮拜 4 小時的中度到激烈運動，在 1 年後就能恢復心臟功能，化學藥物的副作用能減輕。

研究說明	他們研究了 545 名第一期與第二期乳癌病患分成兩組，一組實施有氧運動，一組則是正常活動，兩組中有 22% 有淋巴轉移，70% 的病患接受乳房保存手術。兩組有一半的病患接受含有小紅莓的治療，40% 接受太平洋紫杉醇治療，80% 接受放射線治療，60% 接受荷爾蒙治療。無論是化學治療或放射線治療都可能對心臟功能造成損害。一個禮拜兩次在醫院的有氧運動，每次 60 分鐘，在家裡 120 分鐘的運動，也就是一個禮拜有 4 個小時中等度到激烈的運動。分別在手術前 6 個月及手術後 12 個月來評估這些病患的心臟功能，心臟功能利用最大攝氧量來評估。
研究結果	發現接受 12 個月有氧運動者，結果在 6 個月時最大攝氧量只降低 2.7%，而控制組下降是 8.9%。接受有氧運動後 12 個月最大攝氧量能夠完全恢復，但是沒有接受有氧運動的控制組則最大攝氧量還少了 3.8%。

● 北歐式健走可以幫助乳癌病患

一般走路只會使用身體不到 50% 的肌肉，但是北歐式健走能使用超過 90% 的肌肉，由於肌肉使用多，壓力自然就被分散，就能減少膝蓋的三分之一的負擔，不但不容易疲勞，也可以減緩腰、膝及肩膀的疼痛。

什麼是北歐式健走？

由於滑雪運動員在夏季的訓練方式，夏季只能利用草地來訓練，利用類似滑雪杖的步行桿與地面的反作用來推動身體前進的健走方式，增加上半身肌肉與手臂的力量強度。

北歐式健走現在普遍被使用在改善身體健康及生活品質的鍛鍊運動上。乳癌病患如果切除腋下淋巴常會導致同側上肢淋巴水腫，利用北歐式健走可以改善這些情形。除了改善身體健康外，北歐式健走對病患心理也有所改善，可以減少憂鬱症、增加自信及改善活動水準。

研究說明	西班牙研究者 Jorge Torres 認為北歐式健走對於乳癌病患可能有所幫助，所以將九篇關於北歐式健走的文獻加以分析，其中有四篇是經過隨機分配的試驗。
研究結果	一個禮拜進行北歐式健走 5 天，每天進行 30 到 80 分鐘，持續 12 個禮拜，結果發現有 8 篇研究指出可以使乳癌病患減少淋巴水腫、增加身體上半身肌肉強度和減少疼痛等。

● 運動降低乳癌復發死亡風險

許多流行病學的研究報告一致顯示、乳癌診斷後有從事運動的病患，她們的治療預後比較好。一項哈佛大學 2987 個乳癌病人的研究發現，乳癌診斷後適度運動的女性與久坐不動的女性相比，乳癌復發、乳癌死亡或其他原因死亡的風險降低約 40% 至 50%。適度運動指的是相當於每周平均步行 3 ～ 5 小時的運動量。特別是雌激素受體陽性的乳癌病友受惠更為明顯。另一項前瞻性研究發現，與從事較少體育活動的乳癌女性相比，患有乳癌並從事休閒體育活動的女性，因乳癌的死亡風險降低 35%～ 49%。

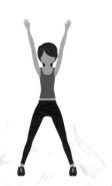

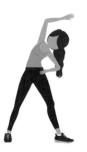

263

❀ 有益身心的環境

生活環境中，有環境毒素與內分泌干擾素。在經營生活的面向上，我們倡導過更乾淨的生活（**如：減少化學品，減少接觸或吃進的毒素，過濾水質…**）、慎用 3C 用品、減少曝露於汙染的環境中。

總結

上述生活型態可以改善健康和優化生活品質，甚至有助於降低乳癌復發的風險。我們鼓勵癌友們一起以漸進的方式改變飲食習慣、控制體重及增強運動量，確實行動改善健康狀況並降低復發風險，最重要的是定期接受追蹤檢查、早期發現復發及早處理保持健康。在可預見的未來，癌症有 50% 以上是可以預防的，治療癌症的方案必須包括預防計畫與傳統療法，最重要的是我們必須努力預防癌症，從生活做起，讓自己健康生活。

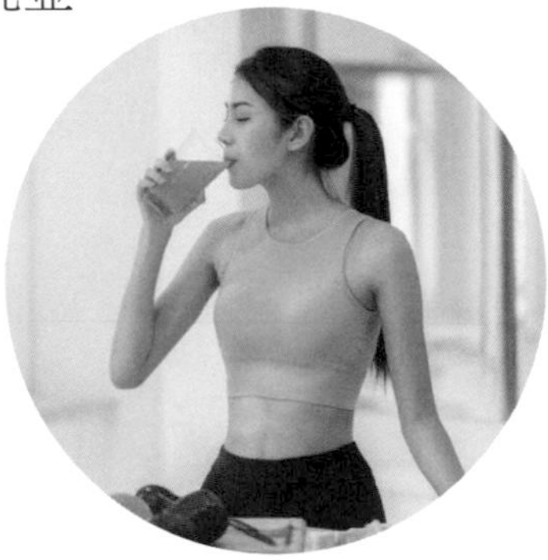

Part7
飛躍重生 ── Revival

開啟心的視窗
遇見美的感動

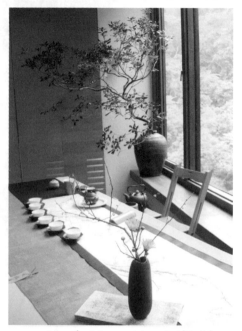

一種透視沁涼的寧靜

輕輕的望穿過去
經歷了許多　懂得了更多
思考了更深　改變了不少
蛻變舞新生　讓我們學會
在深度中沉澱　在珍惜裡修為
在風起雨落裡　成就美滿的自己
期待飛躍重生後的每一天
都成為生命中璀璨的永恆

圖文提供:乳癌防治基金會 總監 蔡愛真 藥師

Pink Power

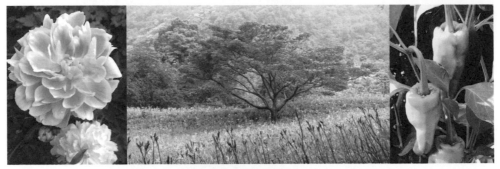

支持團體溫暖的力量

對病友來說猶如「陽光、空氣、水」
需要「傾聽、教育與愛的陪伴」

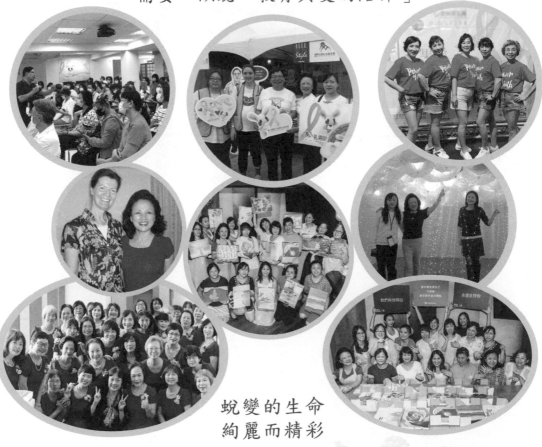

蛻變的生命
絢麗而精彩

天地浩瀚　人生無常
Sometimes we had our ups and downs

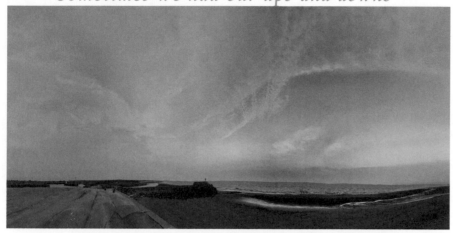

在人生的旅途，總會碰到許多無奈和無解的事。
去追問為什麼而來，不見得都能找到答案，
唯有跨越問題，才能走向超然。

窗外有藍天

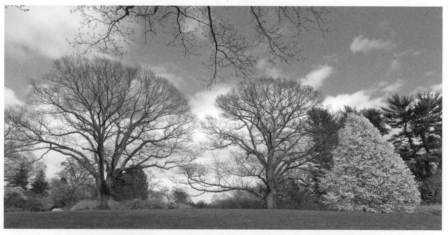

生命的轉折，有時真的讓人無言以對，
然而，最重要的是，我們經歷了生活，
掌握了生命，選擇了自己的人生，
而愛卻包容了一切，給了我們最好的回應
以此和姐妹們共勉之！

～親近大自然 向植物學習～

How forest heal people.One can always find calm in nature.
Reconnecting with nature is like resetting your brain.

走，出去就會有好風景好心情

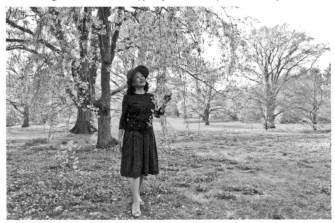

在樹下，灑落滿地的笑意，清風徐來，
回盼一望，依然可以滿目青山。

洞窺大自然的奧秘

It has scientifically proven that when you are in nature,
your brain behaves differently.

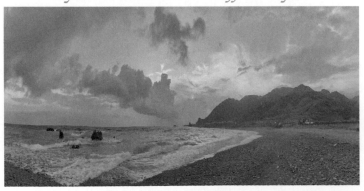

每個人都可結合自己喜歡的生活與藝術，來詮釋生命的內涵。
拍攝圖寫描繪內心的律動，如同一個個彈跳的音符，
吹奏出與自然共舞的生命傳奇！

卓越的種子～蒲公英

Secret of the seed

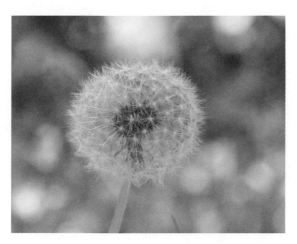

隨風飛揚的蒲公英
如同人生的聚散離合
異地重生
生生不息
從容而自在
是傳統概念和遺傳的再演繹
是記憶基因和傳承的再放大

生命的淬煉

一棵枝葉茂密的大樹必有其深意，重要的不是枝端末節
能不能開出花來，而是主幹能不能經得起風吹雨打。

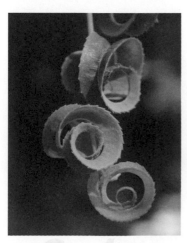

人生雖不能重來
但是可以再更新
每一道轉折
每一陣波瀾
都是一個艱難的啟示
歲月累積的昇華
愈精煉愈顯其純粹

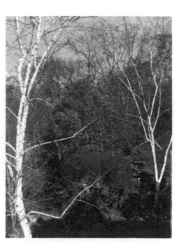

269

調養心性

你也可以替自己清理出一處心靈角落
舒緩素雅的空間

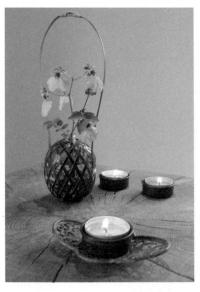

生活，再怎麼忙碌

也許，只是一會心的微笑

都可能回歸自己內心深處

在知性裡生活

在感性中昇華

走進心中景緻

是內心泉湧的喜悅

常懷感恩

*The best and most beautiful things in the world
cannot be seen or even touched, but must be felt with the heart.*

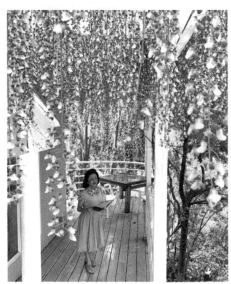

用心播下生命的種子

當心中有愛 心存善念

人就會真

人真就會善

人善就會美

感恩快樂付出

再淋上滿滿的愛

這就是人生好滋味

深情凝視生命的本質
「自在」Be free where you are

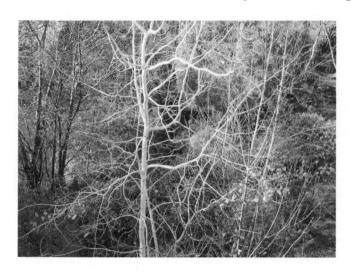

静觀大自然四季的彩變
從翠綠橘黃深紅至銀白
象徵生命的轉化和現象
凝視是一種專注
更是一種專情
如何看透生老病死
如何割捨　如何放下
皆是人生智慧的參悟

迎向美好人生
Present moment , wonderful moment.

美好之事

源於真正的喜悅

喜悅的真意

悅人又悅己

從平實中貼近生活

從簡單中找到幸福

活在當下最是美好

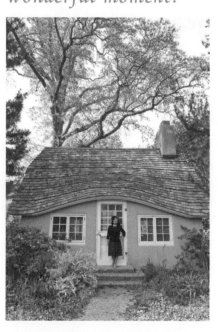

縱然療癒之路也有春暖

醫術是科學的運用　慈愛是醫學的藝術

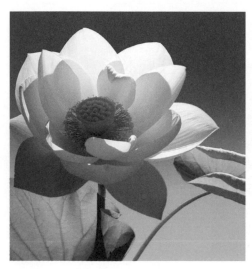

共築溫馨人性化的醫療照護

醫學與美學的結合

跨越自然科學

人文社會倫理

病人的病痛是身　醫之以科學

病人的感知是心　傳之以哲學

病人的療癒是靈　授之以藝術

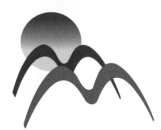

台灣乳癌防治基金會
Taiwan Breast cancer Foundation(TBCF)

基金會是建立在

以智慧和互信為基礎

以哲學為骨架　以科學為肌膚

關懷 疼惜 圓滿　慈悲貫穿其間並由藝術來美化它

Our foundation was built on the base
of wisdom and mutual understanding.
Philosophy is the skeleton and science is the muscle,
while mercy circulates in it and art beautifies it .

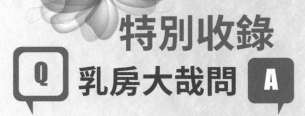

特別收錄

Q 乳房大哉問 A

女性最常見的「乳房」&「乳癌」
的健康話題

【疑似篇】

Q 發育中的少女有可能得乳癌嗎？

A 女性乳房的發育一般在 8 ～ 12 歲左右開始，東方人的乳房發育期比西方人稍晚，一般在 14 歲左右才發育完成。發育中的少女如果發現乳房有硬塊，絕大多數都屬良性，可能是乳房纖維腺瘤或乳房纖維囊腫，不用太過恐慌，切記不要亂服藥。家有青春期少女，在其乳房發育過程中，家長可適時的關懷並給予健康教育的正確觀念。現代人飲食型態改變，高油脂及外食，都是造成乳癌年輕化的可能因子，平時應當培養均衡的飲食以及規律的運動習慣，若發現乳房有異樣應儘速給「乳房外科」醫師看診。

由於年輕女性的乳房組織較為緻密，一般醫師會安排超音波檢查。大部分少女乳房硬塊，經觸診和乳房超音波檢查就可排除為乳癌的可能性。極少數的人才會需要更進一步的切片檢查來確立診斷。

Q 乳暈出現像青春痘的突起物跟乳癌有關嗎？

A 乳暈周圍有一些米白色、米粒般大小，像雞皮疙瘩似的小突起物，常被誤認成青春痘，其實它們稱為「蒙哥馬利腺」（Montgomery's glands），這些腺體的作用主要是保護和潤滑乳頭，可以產生潤滑液，使乳頭、乳暈保持柔潤，不至於太乾燥。

懷孕的女性會感覺蒙哥馬利腺看起來比較大顆，這是因為生產後寶寶要吸吮媽媽的乳汁，比較容易傷到嬌嫩的乳頭和乳暈的皮膚，所以蒙哥馬利腺會比較發達，也會分泌較多的油脂；此外，蒙哥馬利腺的分泌多寡可能與女性的月經週期也有關，所以接近月經的前後就會比較大顆，去擠也會擠出像粉刺或痘痘一樣帶有起司味的白色膏狀物。

如果這類似青春痘的蒙哥馬利腺，周遭紅腫又痛，看似發炎，建議還是應該請醫師檢查一下，以確認原因。

Ｑ 乳房 X 光攝影檢查能夠百分之百發現乳癌嗎？

Ａ 乳房 x 光攝影可用來偵測乳房的鈣化點或腫瘤，發現無症狀的零期乳癌或早期侵襲性乳癌，是目前證實最有效的篩檢工具，適合 45 歲以上無症狀婦女之乳癌篩檢。歐美國家研究證實定期乳房攝影篩檢約可降低 20%～ 30%乳癌死亡率，其準確度並非 100%，仍有 15%的乳癌無法偵測到，在台灣已實行定期接受每二年免費乳房 X 光攝影，可以降低死亡率高達 41%，而且可以提升早期發生率，約增加 30%。

國民健康署自 98 年 11 月起擴大服務對象為 45 ～ 69 歲，更於 99 年 1 月起將 40 ～ 44 歲具二等親以內血親罹患乳癌婦女也納入篩檢對象。近年攝影儀器品質已大幅改善，輻射劑量大幅減少，在嚴格執行品管之醫院檢查十分安全，可放心接受檢查。

Ｑ 乳房 X 光攝影照出的鈣化點是什麼？會變成癌症嗎？與鈣片有關嗎？

Ａ 乳房組織在細胞增生、凋亡的過程中，常有一些細胞會有鈣化物的沉澱，這就是我們在乳房攝影中所見到的鈣化點。

這是一種正常的生理變化，但有時也可能是乳癌細胞所造成的。良性鈣化點與惡性鈣化點於乳房攝影中會呈現不同的型態，因此需要影像診斷的專業醫師判斷，此種鈣化點是否有可能是惡性腫瘤所造成的。另外，鈣化點的形成與服用鈣片是沒有關係的。

APPENDIX

Q 乳房常照 X 光攝影，會增加罹患乳癌的風險嗎？其輻射量如何？

A 一般來說，搭飛機從台北到美國西岸來回一趟的輻射劑量約為 0.1 毫西弗（m Sv），等於照一張胸部 X 光片的劑量，我們正常人暴露在自然環境下的輻射劑量一年約累積 2 毫西弗，所以對一般女性朋友而言，如因胸部或呼吸道任何症狀而接受胸部 X 光檢查，其實不必擔心太多輻射劑量。

至於乳房 X 光攝影的劑量約為 0.7 毫西弗（0.7m Sv），是胸部 X 光片的 7 倍。乳房攝影現在許多大型醫院都採用數位 X 光攝影，輻射量比一般 X 光攝影低，且 45 歲以上婦女，每 2 年才照一次，若因此拒絕檢查，而輕忽罹患乳癌的風險更不妥。

但依據美國臨床腫瘤醫學會的報導，讓我們聯想到帶有 BRCA1 或 BRCA2 突變基因的女性，對輻射較為敏感，加上年輕女性的乳房，其乳腺功能極其旺盛，對輻射敏感度更有加乘作用，導致乳癌發生率會增加，所以在 45 歲以前的婦女，特別在 30 歲前的年輕女性，比較建議採乳房超音波檢查，如有 BRCA1,2 突變基因女性，考慮使用乳房磁振造影檢查。

Q 當初步診斷或復發轉移時，可徵詢醫師的第二意見嗎？

A 當有以下情況可以徵詢第二意見：

- 非緊急症狀
- 醫師無法清楚告知診斷結果及治療方向
- 診斷罹患重大疾病
- 診療方式具風險，且後續影響大
- 對醫師的診療沒有十足信心或其他憂慮時
- 徵詢第二意見需準備資料如下：
  1. 病歷摘要
  2. 影像光碟及各項檢查報告
  3. 癌症診斷病理報告
  4. 目前用藥或其他治療資料
  5. 可記錄目前的身體、心理狀況及諮詢目的與需求

Q 放射線治療會不會傷到旁邊的器官，做完需要隔離嗎？

A 放射線治療是利用高能量放射線照射摧毀癌細胞，阻止其繼續擴散、轉移到身體其他部位，所以屬於局部治療。治療副作用的發生與接受放射線照射部位及照射的劑量有關，周圍正常組織多少會受損，通常治療前會先定位並做記號，確保在治療時體位的固定及正確性，以期達到最佳治療效果，並減少周圍組織損傷。放射線治療一般副作用為疲倦，照射部位皮膚發紅、脆弱，皮膚摩擦的地方，如腋下容易發炎破皮。另外，接受放射線照射後，在患者體內不會留存任何的放射線危險物質，患者可安心與家人正常互動，不必與親人隔離，也可過正常生活。

Q 一旦確定乳癌，擔心蔓延與轉移，一定要把乳房全切除嗎？

A 在早期的觀念裡，大家總認為一旦診斷出乳癌後應馬上將整個乳房切除，好像切除得越徹底，預後就越好，現在觀念不一樣。

雖然乳癌讓人緊張、害怕，下意識總覺得應該要把乳房全部切除才安全，但在歐美的大型臨床研究顯示，早期乳癌包括第一期及部分第二期，只要將腫塊及其附近組織一併切除，並將乳頭及大部分仍保存的乳房進行保留手術，其活存率與乳房全部切除一樣，只是局部復發率較高，如果再加上術後放射線治療，則局部復發率大大減少。

也就是說，傳統上乳癌的治療是以乳房全切除為主，但是目前醫學證實對部分腫瘤較小、生長部位適當的腫瘤，只需局部切除，再加上腋下淋巴結清除（有時只要進行哨兵淋巴結切片即可）、放射線治療、化學治療及荷爾蒙治療為輔，即可得到與乳房全部切除一樣好的效果，且乳房外觀也可保持。

Ｑ 切片及手術是否會導致癌細胞擴散？

Ａ 切片是在診斷及治療上是常見且最重要的檢查，雖然有臨床案例顯示極少比例的腫瘤會沿著切片針管道散布，但只要即時完成腫瘤完整手術切除時，就可以避免腫瘤沿切片針管道散布。

切片能讓醫師更準確的了解腫瘤狀況，其必要性及優點是高於潛在風險的。若擔心切片及手術導致癌細胞擴散，一定要乖乖配合醫療團隊進行完整治療，不要因為害怕就中斷放棄造成延誤或任意改藥（會容易產生抗藥性，使腫瘤細胞更難對付）。現在台灣乳癌醫療技術十分進步，完整配合療程及追蹤都能有良好的預後，切片檢查絕對安全，不必耽心。

Ｑ 做完治療療程，人工血管何時拔除較適當？

人工血管的拆除時機是以復發率和生活品質為主要考量。過去由於耽心治療完之後的復發高風險期，常在化療或標靶治療後，繼續留置人工血管 2 至 3 年，甚至有留置 10 年的情況。但人工血管對人體來說畢竟是一個異物，研究發現人工血管長期留置體內，可能增加感染、血栓形成和血管阻塞、血胸或氣胸等潛在風險，還可能出現運動受限甚至是睡眠困擾與心理壓力。隨著醫藥進步，患者復發風險已大幅下降，越來越多醫師傾向**「能及早拆就拆，有需要再裝」**的做法，這是國內外目前的共識。

Ｑ 更年期長期荷爾蒙補充療法易導致乳癌嗎？

Ａ 有部分停經後的女性會因為身體症狀，服用女性荷爾蒙補充劑，其益處是可以減輕更年期症狀，預防骨質疏鬆，減少老年失智，提高生活品質，亦有報告顯示可以減少結腸癌罹患率；而壞處是女性荷爾蒙可能增加乳癌的發生率，因此，接受女性荷爾蒙治療的女性需有更高的警覺性。有一項大型研究時間超過 10 年的研究報告指出，使用雌激素等荷爾蒙代替療法超過 10 年以上，確實會增加乳癌的風險。大豆異黃酮（Isoflavones）目前被認為不會增加乳癌風險。

【遺傳篇】

Q 醫師診斷我有乳癌，我是否需要做基因檢測？

A 根據研究顯示，乳癌病患若帶有 BRCA1 與 BRCA2 基因突變，使用新型標靶藥物「PARP **抑制劑**」藥物以及鉑金類化療藥物會較有效果，也就是帶有此突變的病患可多一項治療的選擇。您可藉由基因檢測了解自己適不適合新的藥物。至於有關治療與追蹤之基因檢測，暫不在此討論。

Q 基因檢測怎麼做？

A 基因檢測分為兩類型，一類取腫瘤組織去化驗，另一類則是抽血或是取口腔內細胞做化驗。要了解自己是否帶有遺傳性 BRCA1/2 突變，最佳的方式是第二類，也就是抽血或取口腔內細胞去檢驗。

Q 如何取得更多遺傳學與基因檢測相關的資訊？

A 有關癌症遺傳諮詢門診，若您想了解更多遺傳性突變的資訊，可以另外掛號「**癌症遺傳諮詢**」的門診。

Q 年輕得乳癌和年長得乳癌有差別嗎？

A 積極配合醫生、接受治療、控制病情是十分重要的關鍵，另外有懷孕的考量也是需要與醫生討論治療前的重要諮詢議題，在心理困擾上，年輕族群多為身體意象的自我認同及醫療費用的財務問題；年長的乳癌治療則除了癌症本身之外，還要考量慢性疾病的影響及長期照護的問題，故家屬與醫院的良好溝通將有助於照顧病人與生活品質得以兼顧。

Q 媽媽罹患乳癌，有可能遺傳給女兒嗎？

A 乳癌和遺傳因子的關係的確非常密切，有乳癌家族史的民眾，罹患乳癌的風險會提高約兩倍。但並非所有的乳癌發生都是起因於遺傳，根據台灣的研究分析，大約只有 5 ～ 10% 的乳癌患者是遺傳所致。

乳癌影響因子很多，除了遺傳外，平時的飲食習慣及生活作息也是很重要。也提醒大家要定期去做健康檢查。

- 20 歲以上女性每個月應自我檢查一次乳房。
- 30 歲以上每年定期給專科醫師檢查，必要時醫師會輔以乳房Ｘ光攝影檢查或乳房超音波檢查。
- 45 ～ 69 歲婦女或 40 ～ 44 歲二等親內有乳癌家族史者每兩年做一次乳房Ｘ光攝影檢查，並請定期專科醫師檢查。
- 對於危險性特別高的人，如家中母親或姐妹中有乳癌患者、年紀輕且是雙側性乳癌病患的女性則可利用抽血，得知是否有 BRCA1、BRCA2 的基因突變，就可初步知道有無遺傳性乳癌的相關基因變異。

若本身有癌症家族史且心中有疑慮時，可以到醫院請教腫瘤科醫師。在未詢問專業的醫師之前，千萬不要因為害怕就先行做了一堆檢查。而在面對醫師詢問家族史時，請一定要據實以告，醫師才能做出正確的判斷，給妳最好的建議。

Q 罹患乳癌還能懷孕生子嗎？

A 乳癌病友所面臨的生育力傷害，主要在於化療對生殖細胞的殺傷力，可能讓卵巢的存量與品質蒼老十歲。因此建議在化療開始前就與院內生殖醫學團隊溝通，進行胚胎冷凍或卵子冷凍。

至於放療，只要把骨盆腔遮好，不需煩惱對生殖細胞的殺傷力。根據文獻報告，乳癌治療完成後至少六個月後懷孕生子，並不會使疾病的預後變差。

【轉移篇】

Q 癌症指數一直居高不下，是否有轉移可能？

A 「**癌症指數**」是指「**血清腫瘤標記**」，當身體內的細胞發生如癌變、異常分裂增生或發炎等狀況時，會分泌一些特定的物質如蛋白質、多醣體等，並進入人體的血液、尿液或組織中，可利用儀器及生化檢驗檢測。

癌症指數升高，不表示一定罹患癌症或癌症轉移，可能受身體的狀況或疾病有所變化。相對地，指數正常也不表示體內沒有癌細胞。只是指數上升，應該要提高警覺，接受進一步的檢查。

【生活篇】

Q 乳癌患者可以喝豆漿、吃山藥嗎？

A 黃豆含有大豆異黃酮，具有弱雌激素作用及抗雌激素作用。有研究發現適量的取用大豆異黃酮，可以抑制乳癌細胞的增生及擴展，對身體而言不會影響抗荷爾蒙藥物作用。

而黃豆製成的食品（豆漿、豆腐、豆皮……等），只要食材來源乾淨、烹煮方式健康，不要過量的食用，乳癌患者是不用擔心的。

山藥含有薯蕷皂素 Diosgenin 成分，是製造體內 DHEA（去氫皮質酮）的重要來源。而 DHEA 為體內自然的荷爾蒙，沒有安全性的疑慮；有些學者認為，能協助體內自然調節荷爾蒙的產生，因此食用適量山藥無需過度擔心，但不建議食用人工合成的營養萃取物，如不明成分的保健食品。

Q 愛喝酒者比較會誘發乳癌嗎？

A 研究顯示：

- 酒精使乳癌細胞內動情素受體的反應性及活性增加。
- 酒精會促進癌細胞的複製。
- 酒精會增加癌細胞侵犯鄰近組織及轉移的能力。
- 酒精會影響其他生長因子的表現，間接促進癌細胞的侵犯性和轉移性。
- 酒精及其代謝產物會使得體內的過氧離子（自由基）增加，導致乳管細胞基因的突變，或阻斷正常細胞基因自我修補的能力，使得癌化的可能性增高。

乳癌形成的機轉和過程是很複雜的，有很多部分醫學界也還在探討，並未獲得證實。但每天中等量以上的飲酒，的確會增加得乳癌的風險。應盡量避免飲酒，若因情況需要，也應斟酌少量。

❖❖

Q 咖啡因會增加罹患乳癌的風險嗎？

A 喝咖啡已是許多國人生活中的一部分，但許多女性朋友愛喝咖啡，卻也擔心咖啡因對乳房會有傷害。根據 2013 年學界針對咖啡、巧克力、茶等咖啡因與乳房疾病關聯性，指出咖啡因攝取量高與乳房纖維囊腫、乳癌形成並無關聯。

事實上，目前並沒有研究報告顯示咖啡因會導致乳癌，所以現在對乳癌病友並不禁止喝咖啡，但是接受芳香環酶抑制劑的病友們，因有骨質流失的可能，建議不宜喝咖啡，因喝咖啡對鈣的吸收較差，要是實在很愛喝，得注意鈣的補充，多曬太陽，多運動。

世界衛生組織已將咖啡由 2B 級致癌物移除，降為第 3 級（無法歸類為人類致癌因子），然而世界衛生組織表示，雖然咖啡本身不會致癌，長期喝「溫度過高」的咖啡，卻可能和特定癌症有關，如食道癌。

Q 乳癌患者可以喝咖啡嗎？

A 根據歐美研究分析咖啡可稍降低乳癌發生率，亦有研究發現咖啡中的咖啡因及咖啡酸具有抑制細胞分裂、加速癌細胞死亡的作用。

　　適量喝咖啡對肝癌、鼻咽癌、大腸直腸癌及乳癌患者荷爾蒙接受體陽性的病人，近年來多有正面探討。整體而言，喝咖啡與癌症健康關係仍待更多實證研究。建議喝咖啡要喝黑咖啡，不加糖不加奶精，可加鮮奶。

Q 預防淋巴水腫，是否可以泡溫泉、按摩、長途搭機旅遊嗎？

A 術後淋巴水腫的發生機率並不高，淋巴水腫經適當復健治療，70% 患者可獲得改善，因此自我監測是很重要的。預防淋巴水腫最主要的工作就是 ①皮膚照護 ②保持淋巴回流順暢。高溫會使血管擴張而增加淋巴液產生，所以患側手臂應避免蒸氣浴、泡溫泉、泡熱水澡、使用紅外線、熱敷或深部按摩、推拿，洗澡採用淋浴方式，不刻意以熱水沖患側手臂。另外，搭飛機前的準備，應該向復健科諮詢您現在的淋巴水腫程度，適時採取整合退腫計畫，必要時建議穿戴壓力袖套可以幫助淋巴回流，避免淋巴水腫，進行腋下淋巴結廓清術發生淋巴水腫比目前較常使用之哨兵淋巴結切片手術高，所以術後建議要及早多做患部之運動，細節可參閱本書第六章。

Q 常熬夜或作息不正常者會增加乳癌風險嗎？

A 經常熬夜或作息比較不規律的女性，的確需要特別注意。世界衛生組織癌症預防機構「**國際癌症研究總署**」（IARC）已於 2007 年 12 月正式將之列為可能的致癌因子。

美國康乃狄克大學健康研究中心癌症流行病學教授李察‧史蒂文斯，在 1987 年發表的研究報告指稱，熬夜工作易罹患乳癌。他分析，1930 年代以後，女性罹患乳癌突然驟升，主因便是全球進入資訊化時代，許多人開始從事夜間工作所致。

上夜班的女性由於暴露在日光燈下的時間較長，因而會抑制一種在晚上產生的荷爾蒙—褪黑激素；血液中的褪黑激素含量減少時，乳癌或其他癌症的發生率也會增高，上夜班女性罹患乳癌機率增高的情況，以航空公司的女性空服員最為明顯，當然其他夜間工作的女性也有同樣情形。

研究證實只要褪黑激素的量較低，則罹患乳癌機會就會增加。為此，維持正常作息及規律睡眠，不要熬夜或晝夜顛倒，應該是所有女性朋友最佳保健生活的方式。

Q 社會資源及輔具哪裡找？

A （一）**具工作身份者，可申請各類保險之給付**：參加勞保、公保、農保、漁保的工作人口，若因癌症所引起的殘障、死亡或住院治療致收入中斷，可依其職業類別請領殘廢、死亡、或勞保傷病給付，上述給付所需申請文件及請領方式請洽各投保單位。

（二）**個人保險**：若您有投保個人保險，請不要忘了您的權益。癌症病患可依據契約內容，向保險公司請領相關給付，建議在治療時期就與您的保險業務員保持聯絡，確認您的權益與所需準備的資料，出院時一定要向醫師索取診斷證明書及妥善保存醫療費用收據正本。

（三）**政府社會救助與慈善補助**：家境清寒、生活困頓者，可以向當地社政單位提出社會救助或相關補助之申請；因各單位有其補助原則與標準，一般而言，均須向申請家庭進行經濟評估與資產調查，符合補助標準後才能進行補助。若有相關需求請洽詢進行治療醫院之癌症資源中心、各醫院社工部門或當地社政單位與慈善團體。罹癌之後若有經濟上的問題，可尋求相關社會資源提供醫療補助費用、生活急難救助等服務。

（四）**身心障礙者福利**：因為癌症造成身體功能障礙，可持一吋照片3張、印章、戶口名簿或身分證正反面影本至戶籍所在地區公所請領「**身心障礙鑑定表**」，交主治醫師鑑定，合乎條件者可請領「**身心障礙者證明（手冊）**」。領有證明（手冊）者，依其條件可享有身心障礙者福利之現金補助、福利服務或稅務、保費之減免。

（五）**病友團體**：癌症病患若能認識相同疾病的病友，發揮「**同病相扶持**」的力量，會是紓解壓力的一大助力。同時，由醫療團隊提供病友及家屬正確的醫療知識，也讓病友及家屬間彼此關懷鼓勵，建立正確就醫態度，提升其治療意願及生活品質。

（六）**公益癌症服務組織**：民間成立非營利公益組織，如乳癌防治基金會（02-23924115）、台灣癌症基金會（02-87879907）、癌症希望基金會（02-33226286）、台灣同心緣乳癌關懷協會（02- 66118891）、高雄市乳癌防治衛教學會（07-3164990）、中華民國乳癌病友協會（02-23688068）、台灣乳房重建協會（03-3281200＃2172）等，可提供病患抗癌過程中所需的資訊、諮詢等各項服務。。

（七）**善用醫院社工的專業諮詢與服務**：醫院社工除了進行經濟需求評估與補助外，還能提供病患與家屬社會心理層面所需的諮商及服務；社工師瞭解病患相關的福利，能為您進行需求分析與資源轉介，若癌症病患對於相關福利申請或權益有疑問，可以詢問醫院之社工部門。

最新增訂目錄

- 乳癌的放射線治療適應症……287

- 抗體藥物複合體：優赫得……290

- 小分子藥物——酪胺酸激酶抑制劑「賀儷安」……294

- 荷爾蒙受器陽性乳癌的標靶治療方式……297

- 循環腫瘤細胞與次世代基因定序……306

- 早期三陰性乳癌的免疫檢查點抑制劑合併術前化療（新輔助治療）……314

- 三陰性乳癌治療的新曙光——魔法子彈……318

- 你所不知道的 HER2 弱陽性……323

乳癌的放射線治療適應症

　　放射線治療，俗稱「放療」或「電療」，是利用直線加速器，將高能量輻射線（如：X光）準確的送到治療處以促使癌細胞死亡的一種治療。

　　放射線治療外科和手術一樣，屬於乳癌的局部治療。根據衛福部國民健康署癌症登記報告顯示，全國將近6成的乳癌癌友在治療過程中會用到放射線治療。

　　放射治療運用於乳癌的治療已經有超過百年的歷史，在乳癌的整合治療中佔有相當重要的角色。

　　隨著醫學的進步，放射治療也轉變成乳癌早期輔助性治療中相當重要的一環，例如對於早期乳癌或是原位癌的病人，可以選擇乳房局部切除，加上手術後放射線治療，藉達到乳房保存的目的。對於腫瘤較大或是腋下淋巴結侵犯數目較多的病人，接受全乳房切除及腋下淋巴結根除，之後仍需加上術後放射線治療，以提高局部控制率與存活率。

　　此外，放射治療除了對原發性乳癌的局部治療有幫助之外，對於乳癌轉移的病人，例如：骨頭、腦、肝轉移及其他也許多部位轉移，放射治療也可以針對有症狀的部位給予有效的治療，以達到緩和症狀改善生活品質的目的。

✳ 乳癌術後放射線治療準則

1. 接受局部切除（乳房保留）手術者。

2. 接受乳房全切除手術但有危險因子，如：原發腫瘤大於 5 公分、皮膚或胸廓侵犯、或手術邊緣切除不乾淨者。

3. 淋巴結轉移者。

乳房切除手術後輔助放射線治的目的是對於復發高危險群的病患藉由放射線來清除胸壁上或周邊淋巴組織中的顯微癌細胞，以增加局部控制率及病患存活率。復發高危險群病人包括淋巴結侵犯大等於四顆，腫瘤本身大於 5 公分，或者腫瘤本身有皮膚或者是胸壁侵犯，或是邊緣未切除乾淨的病人。這類病人局部復發的機率據文獻報告高達 40%。而術後的放射線治療，可以將 40% 的局部復發的機率降至 10%，可謂重要的治療。

1997 年新英格蘭醫學雜誌發表兩篇前瞻性隨機試驗報告，顯示有腋下淋巴結轉移的病人，術後的放射治療除了提高局部復發控制率的優點外，更同時提高了五年的存活率。其中一篇丹麥的研究顯示乳房切除手術後輔助放射線治明顯減少局部復發率（32% 降到9%），提高無病存活率（34% 增到 48%），以及整體活率（45% 增到 54%）。另一篇加拿大的研究亦證實術後的放射治療確實能增加局部控制及存活率，同時這個研究顯示術後的放射治療不僅僅對於淋巴結侵犯大於等於四顆有幫助，對於淋巴結侵犯一至三顆的病人亦有所助益。

依照目前治療準則，除了特定超低風險的早期乳癌（同時滿足：年紀大於 70 歲，腫瘤小且無淋巴轉移，賀爾蒙受體陽性），只要是接受乳房保留手術的乳癌患者，都會建議追加術後放射線治療，以減少局部復發率，然而過去乳癌的放射線治療大都採用五週至六週半 25 次至 33 次全乳照射，近年許多大型醫學臨床研究結果顯示，在早期乳癌患者使用低分次全乳照射時，只要大範圍全乳照射三週約 13～16 次照射，再加上幾次局部加強，可以讓整個療程縮短至三到四週。

這種新式短療程照射與過去傳統耗時五到七週的治療結果相比較，發現短療程不管對乳癌的控制效果，或是照射引發的皮膚紅腫發炎破皮等副作用，甚至是後續乳房外觀變化都相似。放射線療程縮短可減少病人往返醫院的次數，提升生活品質。所以現階段低分次全乳照射治療成為趨勢。目前健保署通過低分次全乳放射線治療療程，只要是符合適應症的早期乳癌患者，會請放射腫瘤科評估是不是能採用這種便利有效的低分次療程，讓病人的治療選擇更為彈性。

抗體藥物複合體：優赫得（Enhertu，Trastuzumab deruxtecan; T-DXd）

抗體藥物複合體（Antibody-Drug Conjugates）的原理介紹：

抗體藥物複合體（ADCs）是一種結合單株抗體、載體和連接子組合而成的創新藥物。可以將細胞毒殺藥物精準送至癌細胞，然後發揮細胞毒殺作用，而且副作用較少，又稱為「魔法子彈」。抗體藥物複合體（ADCs）的結構包括：

一、單株抗體（Monoclonal Antibody，mAb）：辨識和結合癌細胞表面特定抗原的抗體。

抗體藥物複合體（ADCs）的構造示意圖

抗原(antigen)
1. 目標抗原需高度表現在癌細胞上
2. 在正常的細胞上相對表現較少或無表現

抗體(antibody)
1. 單株抗體與目標抗原要有高度的結合力與親和力
2. 免疫原性低
3. 半衰期長，分子量大

Fab　　　Fab

Fc

連接子(linker)
1. 在血液循環中必須穩定的存在
2. 進到腫瘤細胞後能夠有效的釋放出細胞毒性藥物
3. 可分為可切(cleavable)及不可切(non-cleavable)兩類

有效載荷(payload，細胞毒殺藥物)
1. 因為一個抗體僅能攜帶少數的藥物故具有高強度的毒殺能力，要有適當的DAR(藥物抗體比例，2-8)
2. 目前較常使用有兩類:a. 干擾微小管蛋白 b. DNA破壞

二、**載體（Payload）**：通常是含細胞毒性的藥物，在單株抗體與癌細胞結合後被釋放出來，進而毒殺癌細胞。

三、**連接子（Linker）**：將單株抗體和載體連接在一起的分子。連接子可以控制載體的釋放速度和時機，以確保在抗體結合目標細胞後才釋放藥物。

抗體藥物複合體（ADCs）的設計使藥物可以更精準地傳遞到癌細胞，減少對正常組織的損傷，同時提高治療的效果。這種技術已經被應用於多種癌症治療，並且技術的發展仍在進行中，為治療帶來更多新希望。目前治療 HER2 乳癌的抗體藥物複合體（ADCs）有賀癌寧 Kadcyla（T-DM1）及優赫得（Enhertu，T-DXd）兩種。

「優赫得」是新一代的抗體藥物複合體（ADC，Antibody Drug Conjugate），廣泛應用於轉移性 HER2 陽性乳癌的治療，由（1）抗 HER2 的單株抗體（2）細胞毒殺藥物（DXd）以（3）連接子結合而組成。當優赫得與癌細胞上的 HER2 受體結合後，於癌細胞內釋放化療藥物，有效毒殺癌細胞，同時也最大程度地減少對健康細胞的損害。

優赫得另一個特點在於，攻擊癌細胞的過程中，也可發揮「旁觀者效應（bystander effect）」。就是當藥物毒殺具 HER2 表現的腫瘤細胞時，周邊即便是沒有 HER2 表現的癌細胞也會連帶受毒殺攻擊。

作用機轉：

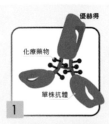
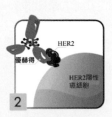
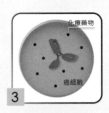
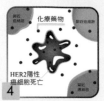

1 優赫得是由單株抗體與化療藥物連結而成的抗體藥物複合體

2 辨識並與HER2陽性癌細胞結合

3 於癌細胞內釋放化療藥物

4 HER2陽性癌細胞死亡。化療藥物穿膜毒殺鄰近癌細胞(旁觀者效應)

在第三期臨床試驗 DESTINY-Breast03 試驗結果證實，針對轉移性 HER2 陽性乳癌患者，第二線單獨使用優赫得治療相較於賀癌寧治療，展現了更優異的臨床療效。

患者在接受優赫得治療的無疾病存活時間（PFS）中位數由 6.8 個月延長到 28.8 個月，降低了 67％的疾病惡化風險，客觀緩解率（Objective Response Rate，ORR）由 35％提高到 78.5％，其中有兩成以上的患者可達到完全緩解（Complete Remission，CR），並且觀察到患者在第 12 個月的整體存活率能達到 94.1％，24 個月的整體存活率也有 77.4％，顯著降低 36％的死亡風險。

優赫得展現了更佳的腫瘤毒殺效益，但需特別留意腸胃道、白血球低下、肺部併發症等情況。國際治療指引 ESMO，在轉移性 HER2 陽性乳癌二線治療建議以「優赫得」為優先。

衛福部核准優赫得（Enhertu）於轉移性乳癌適應症包括：

HER2 陽性

單獨使用於具有無法切除或轉移性 HER2 陽性乳癌,且曾於以下狀況接受過抗 HER2 療程的成人病人:

轉移性癌症治療,或術前或術後輔助治療,且於治療期間或完成治療後 6 個月內癌症復發。

HER2 弱陽性(HER2-low)

單獨使用於具有無法切除或轉移性 HER2 弱陽性(IHC 1+ 或 IHC 2+/ISH-)乳癌,且曾接受過針對轉移性乳癌之化學療法,或在進行輔助化療(adjuvant chemotherapy)期間或完成輔助化療後 6 個月內癌症復發的成人病人。

＊說明:荷爾蒙受體陽性(HR+)的乳癌病人應曾接受過荷爾蒙療法,除非病人不適合接受荷爾蒙療法。

　　研究指出轉移性 HER2 陽性乳癌患者約有 20-50％可能發生腦轉移而影響存活率。在第三期臨床試驗 DESTINY-Breast03 腦轉移次族群分析顯示,患者接受優赫得治療的無疾病存活時間(PFS)中位數由 3 個月延長到 15 個月,降低了 75％的疾病惡化風險,顱內完全反應率(Intracranial Complete Response rate)更是超過 25％。

　　面對乳癌合併腦轉移的病人時,除了針對腦部腫瘤的療效,整體病情的控制也相當重要,優赫得可以作為標準治療的選擇之一。

小分子藥物 - 酪胺酸激酶抑制劑（TKI, tyrosine kinase inhibitor）「賀儷安」（Nerlynx, neratinib）

除了在細胞外抑制 HER2 受體的大分子抗體，另外有一類小分子藥物，如酪胺酸激酶抑制劑，因為分子較小，可直接深入細胞內，作用在細胞內阻斷 HER2 及其他同家族的酪胺酸激酶活性。癌細胞的異常增生常與這些細胞內的訊息傳遞有關，透過抑制這些訊息傳遞讓酪胺酸激酶抑制劑得以作為抗癌藥物。

目前台灣食藥署核准的抗 HER2 小分子藥物共有兩種，分別是「賀儷安」（Nerlynx, neratinib）以及「泰嘉錠」（Tykerb, lapatinib）。其中「賀儷安」可以用於早期以及轉移性乳癌，而「泰嘉錠」只可用於轉移性乳癌。

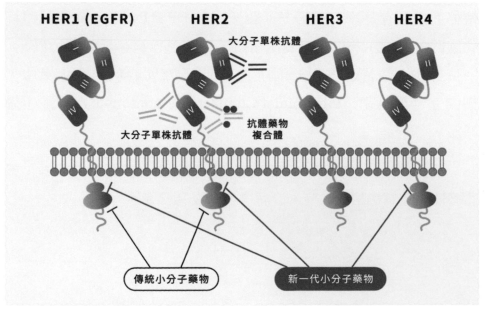

▲小分子藥物不同於大分子抗體，作用於細胞內，可阻斷細胞內信號通路，通過減弱下游信號傳導促進細胞凋亡並阻止不正常增生。

「賀儷安」是新一代的小分子治療 HER2 乳癌藥物，其作用機轉跟同為小分子藥物的「泰嘉錠」（Tykerb, lapatinib）類似，不過效果更強，且可以同時抑制 HER1、HER2 以及 HER4 的作用，形成不可逆的鍵結，阻斷癌細胞生長。「賀儷安」在 2020 年經台灣食藥署核准用於 HER2 陽性之早期乳癌成人患者，作為在含 trastuzumab 輔助性療法之後的強化輔助性治療。「賀儷安」較常見的副作用為腹瀉、噁心、嘔吐、腹痛等。

「賀儷安」是衛福部食藥署目前唯一核准用於 HER2 陽性早期乳癌「強化輔助性治療」的用藥，大型第三期臨床試驗的結果顯示有接受「強化輔助性治療」的病人相較於沒有接受的病人顯著降低五年27％復發風險，試驗同時指出，若同為「HER2 陽性」以及「荷爾蒙受體陽性」的患者效果更佳。

試驗中這群患者若能在接受含 trastuzumab 輔助性療法之後一年內開始強化輔助性治療的話，五年復發風險可降低 42％，相較沒有接受的患者提升無侵襲性疾病存活率 5.1％。文獻指出，這可能源自於 HER2 受體與荷爾蒙受體間的交叉對話被「賀儷安」抑制了，同時抑制這兩種受體可以達到更好的治療效果。

強化輔助性治療是在完成一年輔助性治療後再接續一年的口服小分子藥物抗 HER2 治療，特別適合「高復發風險族群」，例如初始狀態腫瘤較大、淋巴結陽性，或是病理沒有達到緩解者（non-pCR）。這些患者即使術後用了雙標靶或是抗體藥物複合體作為抗 HER2 輔助性治療，5 ～ 10 年後仍有一到兩成的患者會復發，如果

只用單一標靶藥物治療的話，10 年後的復發率更可能達三成。

這些讓我們離早期乳癌的目標「治癒」仍有一段差距，因此，高風險患者可以跟主治醫師討論是否需要接續強化輔助性治療來進一步降低復發風險，特別是未達病理緩解患者（non-pCR），臨床試驗的次族群分析顯示強化輔助性治療顯著降低患者八年死亡率 9.1%。

除了早期乳癌，「賀儷安」也可以治療轉移性乳癌。另一個在 2020 年發表的第三期臨床試驗指出「賀儷安」合併「截瘤達」（Xeloda, capecitabine）治療轉移性乳癌之晚期或轉移性 HER2 陽性乳癌成人患者相較於「泰嘉錠」（Tykerb, lapatinib）的合併療法將平均疾病惡化時間由 6.6 個月顯著延緩至 8.8 個月；同時，小分子藥物治療腦部轉移的特性也在新一代藥物上更加強了，相較於「泰嘉錠」（Tykerb, lapatinib）的合併療法，「賀儷安」合併「截瘤達」（Xeloda, capecitabine）的治療顯著延緩腦轉移患者需要介入治療的時間（Time to intervention of CNS）。

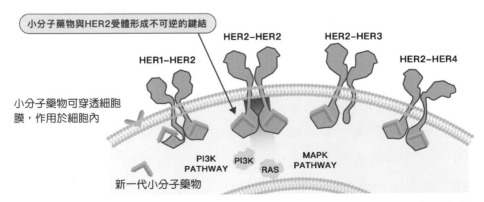

▲ Neratinib 可以跟 HER1,HER2 以及 HER4 形成不可逆的鍵結，阻止癌細胞的訊息傳遞，進而抑制其生長與複製。

「泰嘉錠」屬於小分子，可通過腦血管屏障，進入中樞神經系統，對 HER2 乳癌併腦部轉移有效果；目前針對 HER2 過度表現之乳癌合併腦部轉移的患者，健保已經開始給付「泰嘉錠」。其他適應症包括與截瘤達（Xeloda）合併使用來治療晚期 HER2 陽性且對小紅莓（Anthracycline）、紫杉醇（Taxane）和賀癌平（Herceptin）反應不佳的晚期或轉移性乳癌病人；在與芳香環酶抑制劑（aromatase inhibitor）併用的情況下，泰嘉錠適用於治療 HER2 過度表現，荷爾蒙接受體呈陽性之轉移性乳癌患者，但未曾接受過 Trastuzumab 或芳香環酶抑制劑治療，且目前不打算進行化療之停經後婦女。

荷爾蒙受器陽性乳癌的標靶治療方式

在過去數年，已經建立起之標準共識，對於轉移性此類癌症病人第一線用藥就是抗荷爾蒙製劑合併細胞激酶 CDK4/6 抑制劑，而此 CDK4/6 抑制劑，目前在市面上有「愛乳適 Palbociclib」、「擊癌利 Ribociclib」、「捷癌寧 Abemaciclib」。在各種大型之臨床實驗顯示，其合併治療後之無疾病惡化存活率（PES）可以從平均 14 ～ 19 個月延長到 24 ～ 33 個月，每種藥物均可有意義的延長。但是經過多年追蹤之後真正會使得乳癌的全存活率（overall survival）有意義的延長的卻只有擊癌利搭配荷爾蒙治療，不論是搭配芳香酶環抑制劑或是法洛德（Faslodex,Fulvestrant）均可以及捷癌寧搭配法洛德使用。而使用於停經前之婦女有效延長全存活率之臨床試驗也只有擊癌利搭配泰莫西芬加上卵巢激素抑制劑（GnRH,Goserelin）的

報告。

　　而以上所有之大型臨床試驗收案大多不收有所謂內臟危機（visceral crisis）也就是較嚴重的臟器轉移，可能已經造成內臟器官機能減損之情形下，專家之意見在過去並不推薦使用荷爾蒙加上 CDK4/6 抑制劑之治療，認為應該是使用化學治療。但是在 2022 年底的 RIGHT Choice 第二期之臨床試驗認為在停經前婦女若有較輕微症狀的內臟轉移之症狀，仍然可以使用荷爾蒙治療加上 GnRH 搭配 CDK4/6 抑制劑的方式來取代化療，其治療結果不會比使用化療為差，因此可以減少較多的化療副作用，對於病人之治療方面也提供了另一種選擇。

　　至於荷爾蒙受體陽性之病人，如果術前是高危險群之病人，在做完化療之後在過去就是吃荷爾蒙抑制劑 5 ～ 10 年做一個輔助性治療。但是有 CDK4/6 抑制劑出現後，2023 年有臨床試驗（Monarch E）證明，若有高危險群之病人如淋巴腺轉移達 4 顆以上或是轉移 1 ～ 3 顆，但合併有腫瘤大於 5 公分或第三級分化之病人，如果使用捷癌寧（Abemaciclib）搭配原來使用之荷爾蒙治療使用二年追蹤五年之結果發現，可以有效延長病人之無病存活率（Disease free survival DFS），可以減少 32% 乳癌之復發機會，因而減少死亡之機會。

　　而另一臨床試驗 NATALEE trial，則在第二、三期之乳癌病人（可以是淋巴腺未轉移，但因基因檢查歸類為高機率復發病人或淋巴腺轉移或第三級之病人）在手術完做完化療在輔助治療之期

間搭配荷爾蒙治療使用癌擊利（Ribociclib）三年口服用藥，其結果也一樣可以有效延長無疾病存活率，可減少 25.1% 未來發生遠隔復發之機會而延長存活率。3 年之追蹤可增加 3% 之無疾病存活率，在統計學上是有意義的。未來對於荷爾蒙陽性之病人輔助化療如果是屬高危險復發之病人，使用 CDK4/6 抑制劑將會是有效延長存活率選擇之一。

另外在過去我們臨床上常使用之新輔助化療之方式，也就是在未手術之前先給病人給予化療治療，如果病人之腫瘤或淋巴轉移可以縮小到病理完全緩解（PCR）之情況，則未來之癒後情況會比沒有 PCR 之病人有 8 ～ 10% 之存活率之延長。但是過去是以三陰性乳癌或是 HER2 陽性之病人，因為其 PCR 之比率可以高達 40 ～ 50% 以上，所以在此二類之次群病人使用新輔助化療意義較大。而荷爾蒙陽性之乳癌病人，做新輔助化療產生 PCR 之比率大概只有 10 ～ 20%，所以新輔助化療做的較少。但是自從引導入免疫治療以後，這種早期乳癌做新輔助化療之情況可以會改變。

2023 年有臨床研究 KN-756 使用免疫藥物吉舒達（pembrolizumab, Keytruda）合併原來之化療使用於荷爾蒙陽性 HER2 陰性第三級分化型或腫瘤較大，淋巴腺臨床判斷有轉移的病人做新輔助化療，且術後有繼續使用免疫治療一年，在期中報告中發現，如果癌症之生物指標 PD-L1 之檢查 CPS 大於 1 之情形下，其 PCR 率會大量提升。如果 CPS 大於 10 的話，其 PCR 率可以高達 40% 以上。而且如果雌激素接受體之指數是 <10%，PCR 之比率甚至可以高達 57%。但是如果 PD-L1 是沒有表現的話，則 PCR 效果就較不明顯，這結

果和 CA209-7FL 在使用另一種免疫抑制用藥保疾伏（Nivolumab, OPDIVO）也得到類似之結果。雖然目前尚未有無疾病存活率之報告，但是未來這可能也是臨床上可以供病人之選擇之一。

至於 CDK4/6 抑制劑在第一線使用於荷爾蒙陽性之轉移性病人，其效果比過去使用化療可以大幅延長 PFS 到達 2 ～ 3 年左右，不過終究這個藥物會產生抗藥性，於是病情有可能仍在 2 ～ 3 年之後仍會進展。如果發生疾病進展之情形，後續之治療方式不是只有化療一項選擇，以現在藥物之多，可以有其他標靶用藥或是荷爾蒙用藥的多重治療之機會。

原來是使用芳香環酶抑制劑加上 CDK4/6 抑制劑之藥物可以去做基因檢測看雌激素接受體 ER 是否有產生突變（ESR1 mutation），因此造成藥物抗性，若是確定 ER 有突變則可以使用法洛德（Faslodex,Fulvestrant）來取代原來芳香環酶抑制劑。如果沒有突變可以使用另一種 CDK4/6 一段時間觀察之。

除了法洛德之外，最近美國食藥局也通過了新的選擇性動情激素接受體降解劑（Selective Estrogen Receptor degrader, SERD），Elacestrant （商品名：ORSERDU）之上市，主要是針對荷爾蒙受器陽性轉移性之病人在使用一線或二線之荷爾蒙治療及 CDK4/6 之使用後產生抗藥性之病人，如果 ESR1 有突變，可以使用 Elacestrant 。主要就是依據 EMERALD 之臨床研究試驗結果，此藥之使用可以比其他方式得到更明顯延長之 PFS〔無疾病惡化存活率 HR 為 0.55（0.39 ～ 0.77）〕。

但是重點應該要先檢測血液中 ct DNA 是否有 ESR1 之突變，如果沒有突變則其療效會大打折扣。而當產生抗藥性，則依照細胞增生存活之信號傳遞，也可以選擇 CDK4/6 抑制劑用藥之下游訊號分子如 mTOR 抑制劑，目前健保有對此藥物 Everolimus（癌伏妥）進行給付，是一可以選擇方式。

　　而基因檢驗目前也可以檢查病人是否有 BRCA1 或 BRCA2 之突變，如果有此突變可以選擇的有效用藥是 PARP 之抑制劑令癌莎（Olaparib, LYNPARZA）具有療效可對遺傳性 BRCA1 及 2 突變引起癌症發揮作用，但是健保目前只有給付三陰性轉移性乳癌之病人，對於荷爾蒙陽性轉移性乳癌病人，則屬自費用藥。

　　其他之基因檢測可以查驗分子傳遞更下游之 PI3K/AKT 之途徑是否有突變，如果有突變現在可以使用 PI3K 抑制劑如愛克利（Alpelisib, Piqray）合併荷爾蒙使用也是另一種選擇，但是此藥之副作用和其他標靶要有些不同，主要是高血糖之產生，所以要每週測一次空腹血糖，因此糖尿病人則較不合適使用此藥物。

　　以上之標靶或荷爾蒙用藥之轉換可以延緩病人使用化療之時機，對病人而言都有幫助。但是如果以上之標靶藥物均在後線用過，最終之化療也是有機會延長病人之存活率的。

SERMs 及 SERDs 之作用

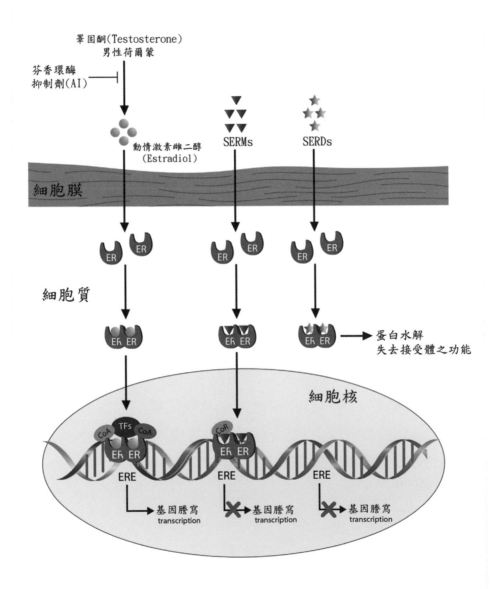

早期 HR(+) 乳癌依分子生物學分類之系統性治療原則

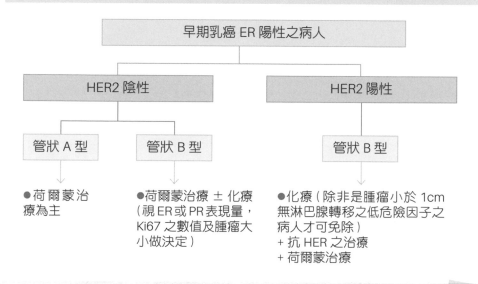

早期乳癌 ER 陽性之病人

HER2 陰性 / HER2 陽性

管狀 A 型 / 管狀 B 型 / 管狀 B 型

●荷爾蒙治療為主

●荷爾蒙治療 ± 化療（視 ER 或 PR 表現量，Ki67 之數值及腫瘤大小做決定）

●化療（除非是腫瘤小於 1cm 無淋巴腺轉移之低危險因子之病人才可免除）
+ 抗 HER 之治療
+ 荷爾蒙治療

豆知識

選擇性動情激素接受體調節物 (Selective estrogen receptor modulators, SERMs) 是指某些藥物可以經由連結到動情激素接受體，造成不活化之結合體，因而避免動情激素在細胞內分子傳遞之進行，以對抗動情激素之作用，予以治療乳癌。所謂之選擇性是指它們可以抑制乳房細胞之動情激素之作用，因而產生抗癌之功能，此類之藥物有泰莫西芬 (Tamoxifen)。

選擇性動情激素接受體降解物 (Selective estrogen receptor degraders, SERDs)，則是指某些藥物可讓動情激素接受器，直接降解掉，破壞掉，因此避免了動情激素之下游分子傳遞之功能，於是予以治療乳癌之一方式。至今美國食藥局通過的藥物只有兩種，一是 Fulvestrant（Faslodex，法洛德），另一種則是較新的藥物 Elacestrant(Orserdu)，此藥目前則尚未進入台灣市場，以上兩種藥物均是用在治療動情激素接受體陽性之乳癌，但是 SERDs 之藥物當乳癌細胞之 ESR1 基因發生突變時，仍是保有治療之效果，而 SERMs 之藥物效果會有大打折扣。

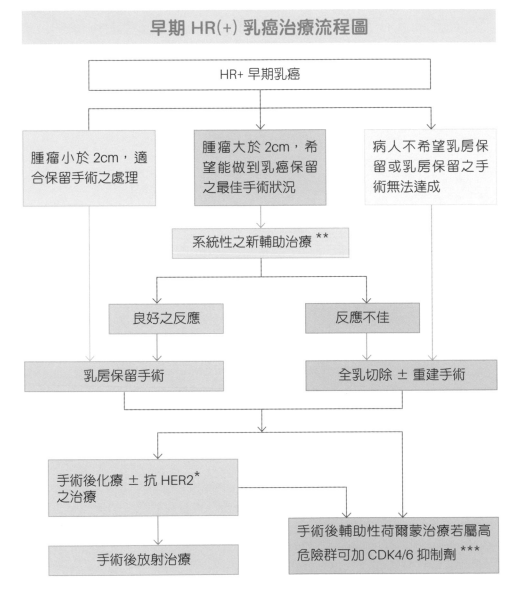

早期 HR(+) 乳癌治療流程圖

HR+ 早期乳癌

腫瘤小於 2cm，適合保留手術之處理

腫瘤大於 2cm，希望能做到乳癌保留之最佳手術狀況

病人不希望乳房保留或乳房保留之手術無法達成

系統性之新輔助治療 **

良好之反應

反應不佳

乳房保留手術

全乳切除 ± 重建手術

手術後化療 ± 抗 HER2* 之治療

手術後放射治療

手術後輔助性荷爾蒙治療若屬高危險群可加 CDK4/6 抑制劑 ***

註：* 若是 HR(+) HER2(+) 之病人，可加入抗 HER2 之標靶治療。

** 若是 PDL-1 之免疫腫瘤標靶為陽性，則可加入免疫治療。

*** 若是手術前是屬於高危險群之病人，如有淋巴腺轉移，第三級分化，腫瘤大於 5 公分之情形在輔助治療中可以加入 CDK4/6 抑制劑，如擊癌利或捷癌寧，可提高無病存活率。

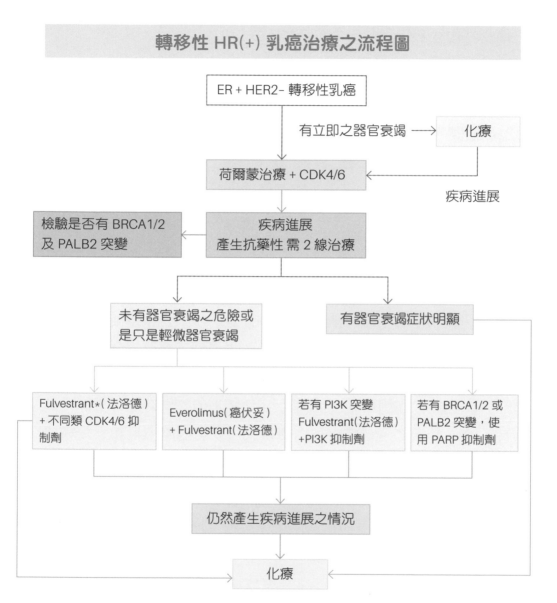

轉移性 HR(+) 乳癌治療之流程圖

ER + HER2- 轉移性乳癌

有立即之器官衰竭 ⟶ 化療

荷爾蒙治療 + CDK4/6

疾病進展

疾病進展
產生抗藥性 需 2 線治療

檢驗是否有 BRCA1/2
及 PALB2 突變

未有器官衰竭之危險或
是只是輕微器官衰竭

有器官衰竭症狀明顯

Fulvestrant*(法洛德)
+ 不同類 CDK4/6 抑
制劑

Everolimus(癌伏妥)
+ Fulvestrant(法洛德)

若有 PI3K 突變
Fulvestrant(法洛德)
+PI3K 抑制劑

若有 BRCA1/2 或
PALB2 突變，使
用 PARP 抑制劑

仍然產生疾病進展之情況

化療

註：(1) 使用 Fulvestrant(法洛德)最好是有 ESR1 突變之病人。
　　(2) 若是 AI + CDK4/6 抑制劑在 12 個月內就有疾病進展，則改成使用
　　　　Fulvestrant + 其他 CDK4/6 抑制劑。
　　(3) 若是 AI + CDK4/6 抑制劑在 12 個月後才發生疾病進展，可以再使用其他
　　　　AI + 其他 CDK4/6 抑制劑。

荷爾蒙受器陽性乳癌的標靶治療方式

循環腫瘤細胞與次世代基因定序

乳癌是影響女性最常見的癌症形式，轉移是乳癌患者死亡的主要原因。全面了解乳癌的轉移機制對於疾病的早期發現和精準治療至關重要。本章要探討次世代基因定序（Next Generation Sequencing, NGS）與循環腫瘤細胞（Circulating Tumor Cell, CTC）在這方面最新的進展，尤其健保即將給付晚期三陰性乳癌的 NGS 檢測，本章講述的 NGS 與 CTC 都是最先進的精準醫療檢測方式，妳一定不能不知道。

✻ 次世代基因定序

次世代基因定序是一種高效且高通量的基因定序技術，也稱為第二代基因定序。這種技術在過去十年中得到了顯著的發展，取代了傳統的 Sanger 定序方法，並在基因體學、轉錄體學和表觀基因體學等領域中廣泛應用。次世代基因定序技術能夠同時進行數以百萬計的 DNA 片段的平行定序，這使得大規模基因體項目和大規模研究成為可能。

此外，次世代定序相比傳統的 Sanger 定序速度更快，這意味著可以在較短的時間內完成更多的定序工作，從而提高了研究和臨床應用的效率。隨著技術的不斷進步，次世代基因定序的成本不斷下降，使更多實驗室和研究機構能夠負擔得起高通量基因定序。

次世代基因定序廣泛應用於基因體學、轉錄體學、表觀基因體學、病毒學和微生物學等多個領域。它可以用於整個基因體的定序、

RNA 的定序、DNA 甲基化的測序等。在生物醫學應用上，次世代基因定序已經在解析基因與疾病之間的關係、揭示基因變異、鑑定新基因、理解複雜疾病機制等方面取得了重要的突破。

次世代基因定序有助於實現個人化醫療，使醫學更加客製化，有助於預測個體對特定治療的反應，從而實現精準醫學。在臨床診斷中，如癌症基因檢測、罕見遺傳病的診斷、產前檢測等，都是可能的應用範疇。次世代基因定序技術已經成為當今基因研究的主要工具之一，對於推動基因體學和臨床醫學研究有著深遠的影響。

次世代基因定序在乳癌研究和臨床應用方面也發揮了重要作用，提供了對乳癌發病機制、基因變異、治療反應和預後的更深入理解。以下是次世代基因定序在乳癌領域的主要應用：

次世代基因定序可用於鑑定乳癌細胞中的基因突變，這有助於確定癌症的致病機制。這些突變可能涉及腫瘤抑制基因（如 BRCA1、BRCA2）或致癌基因，為理解乳癌的遺傳學提供了信息。更重要的，這些基因突變跟乳癌的藥物選擇起了決定的作用。如胚源性 BRCA1/2 突變表示此病人將對 合成致死（synthetic lethality）治療有反應。

PARP（聚合酶鏈反應聚合酶）抑制劑是一類藥物，主要用於治療與 DNA 修復有關的一些癌症。PARP 是參與 DNA 修復的一種酶，它在細胞中起著修復單一鏈斷裂的作用。當 DNA 受到損傷時，PARP 會被激活，幫助修復損傷的 DNA。

PARP 抑制劑的機制是通過抑制 PARP 酶的活性，阻止其參與 DNA 修復過程。這對於某些癌症患者特別重要，因為這些患者的腫瘤細胞通常有更高的 DNA 損傷或缺陷的 DNA 修復機制。PARP 抑制劑可以導致這些癌細胞無法有效地進行修復，進而增加它們的 DNA 損傷，最終導致細胞死亡。

主要的應用領域之一是在具有 BRCA1 或 BRCA2 等遺傳缺陷的乳癌患者中。BRCA1 和 BRCA2 是參與 DNA 修復的基因，其突變與乳腺癌和卵巢癌等癌症風險增加有關。PARP 抑制劑被證實對這些患者的腫瘤具有特別的效果，因為它們能夠利用腫瘤細胞的缺陷 DNA 修復機制，引起進一步的損害並促使細胞死亡。

一些常見的 PARP 抑制劑包括令癌莎（Olaparib）、達勝癌（Talazoparib）等。這些藥物已經在胚源性 BRCA1/2 突變的乳腺癌、卵巢癌等腫瘤的治療中取得了成功，並在臨床試驗中繼續研究其在其他癌症治療中的潛在效果。

總的來說，次世代基因定序在乳癌研究和臨床應用中提供了全面而深入的信息，有助於改進乳癌的診斷、治療和預後預測。健保署署長石崇良說，研擬 3 種模式，初估數十個以下基因位點檢測納健保給付，精準醫療或個人化醫療成癌症治療趨勢，新興的標靶治療或免疫療法，多須透過生物標記檢測尋找基因突變作為治療標的。給付方式分為 3 類，第 1 類是已有健保給付標靶藥物基因位點；第 2 類為標靶藥物已取得衛福部食藥署藥物許可證，但還沒納入健保的基因位點；第 3 類則是進行臨床試驗的標靶藥物基因位點。

次世代基因定序 NGS 健保給付方案，第 1 階段給付以第 1、2 類為主，至於第 3 類，暫不考慮給付，但可以讓病人自費選擇擴充執行。癌症 NGS 檢測初步設計 3 種健保給付模式，第 1 種是每個癌別所要給付的基本基因位點，所以很長的 BRCA1 與 BRCA2 基因，採取獨立給付；第 2 種是腫瘤癌別最基本的 100 個以下基因位點小套組；第 3 種 100 個以上基因位點大套組的費用模式。

對於申報開立檢測的醫院層級，考量需要治療癌症病人以標靶藥物為主，會議共識為區域醫院以上醫療院所、食藥署列冊分子實驗室、通過台灣病理學會認證或美國病理學會認可實驗室等條件之一，報告簽署及判讀醫師須符合衛福部醫事司制定特管辦法要求。目前乳癌將優先給付晚期三陰性乳癌，因為 PARP 抑制劑如令癌莎（Olaparib）、達勝癌（Talazoparib）等已納入健保給付，將會對乳癌病患在個人化精準聊上提供助益。

✾ 循環腫瘤細胞

循環腫瘤細胞（Circulating Tumor Cell, CTC）是指腫瘤在體內循環的細胞，它們來自原發腫瘤的生長部位，能夠進入血液或淋巴系統，並通過循環進入體內其他部位，形成遠端轉移。CTC 是腫瘤轉移的主要推動力之一，因為它們具有侵入性和轉移性，能夠逃脫原發腫瘤的微環境，並在其他器官形成遠端轉移腫瘤。

CTC 代表著從腫瘤組織分離並進入癌症患者血液的癌細胞。癌症患者循環血液中的 CTC 不僅以單一細胞的形式存在，而且還以簇的形式存在。CTC 簇的大小範圍可以從兩個腫瘤細胞到 > 100 個細

胞。CTC 簇還有各種名稱，例如循環腫瘤微栓子、循環微轉移、循環腫瘤聚集體或腫瘤細胞團塊。CTC 簇比單一 CTC 更罕見，但遠端轉移的可能性可能比單一 CTC 高 50 倍。

CTC 的檢測通常透過血液樣本中的抽取，這項技術被稱為液體活檢（Liquid Biopsy）。科學家和醫生使用各種技術，如細胞排序、免疫磁珠分離和微流體學，以有效地分離和捕捉 CTC。CTC 通常經過一系列複雜的步驟進行轉移，包括脫離原始腫瘤、進入血液或淋巴系統、在循環中存活和抵達遠端組織。這些步驟中，CTC 需要克服免疫系統的檢查，最後在遠端器官定植。CTC 的形成是腫瘤轉移的起始，研究 CTC 可以更了解乳癌轉移的早期動態。早期識別患者體內的 CTC，並及時採取措施抑制其產生並消除它們，可能對抑制乳癌有顯著益處。

CTC 在血液中非常罕見，每毫升血液中只有 1-10 個 CTC，而血球則有數十億個。然而現在可以透過使用各種富集 (enrichment) 方法將它們從血球中分離出來來檢測和計數。CTC 計數可識別和量化上皮腫瘤細胞產生的上皮細胞黏附分子（EpCAM）蛋白，使其成為有用的診斷工具，也可能有助於確定預後和評估治療效果。

目前公認，每 7.5 毫升血液中含有 ≥ 5 個 CTC 與較差的總存活期和無惡化存活期相關。先前的一項研究表明，CTC 數量是轉移性乳癌患者在開始治療前無惡化存活期和總存活期的獨立預測因子。CTC 檢測系統 Cell Search 已獲得美國食品藥物管理局（FDA）核准用於轉移性乳癌的治療監測。

CTC 的檢測對於腫瘤診斷、預後評估和治療監測具有潛在的重要價值。它可以提供更早期的腫瘤診斷，幫助醫師了解腫瘤的轉移潛力，並指導個體化治療策略的制定。科學家希望透過深入研究 CTC 的生物學特性和轉移機制，找到更有效的治療方法，以阻止或控制腫瘤轉移的過程。可以說 CTC 的研究為癌症診斷和治療開啟了新的可能性，並且對於癌症患者的預後和治療選擇具有重要的臨床價值。

在乳癌的應用中，循環腫瘤細胞（CTC）的檢測和研究已成為一個重要的領域，提供了對乳癌患者的診斷、預後和治療監測方面的有價值信息。以下是 CTC 在乳癌領域的應用：

1. **早期診斷**：CTC 的檢測可以提供對乳癌的早期診斷，這對於制定及時有效的治療方案至關重要。在乳癌患者的血液樣本中檢測 CTC，特別是在初次診斷之前，可以幫助醫生更早地發現腫瘤的存在。

2. **預後評估**：CTC 的數量和性質可能與乳癌患者的預後相關。高水平的 CTC 可能暗示腫瘤具有更強的轉移潛力，並可能與患者的生存率和復發風險相關聯。這些信息可以用於評估疾病的嚴重程度和預測患者的生存期。

3. **治療監測**：在乳癌治療過程中，檢測 CTC 可以用於監測患者對治療的反應。如果治療有效，CTC 的數量可能會減少；相反，如果腫瘤轉移加劇，CTC 的數量可能會增加，這可以指導醫生調整治療方案。

4.**個體化治療**：CTC 的分子特徵可以提供有關腫瘤的更多信息，這有助於實現個體化治療。通過了解 CTC 的基因變異和蛋白質表現，醫生可以更好地選擇合適的治療方法，提高治療的有效性。

5.**研究轉移機制**：乳癌轉移是乳癌死亡的主要原因之一，而 CTC 的研究有助於了解乳癌轉移的機制。這些研究有望揭示腫瘤細胞如何逃脫原發腫瘤並在身體其他部位形成次發腫瘤。

總體而言，CTC 在乳癌領域的應用對於提高早期診斷準確性、預測預後、個體化治療以及理解轉移機制都具有重要意義。這一領域的進展有望為乳癌患者提供更有效的治療和更好的生存機會。

次世代定序原理及技術

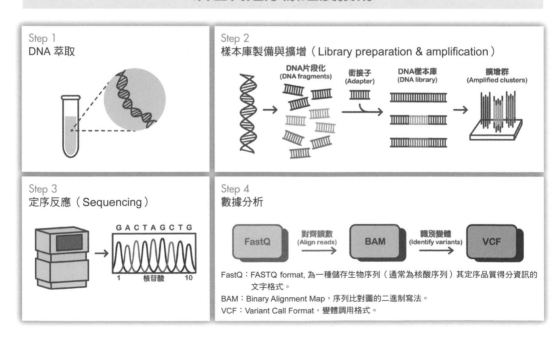

Step 1
DNA 萃取

Step 2
樣本庫製備與擴增（Library preparation & amplification）

DNA片段化
(DNA fragments)

銜接子
(Adapter)

DNA樣本庫
(DNA library)

擴增群
(Amplified clusters)

Step 3
定序反應（Sequencing）

GACTAGCTG

1 核苷酸 10

Step 4
數據分析

FastQ

對齊讀數
(Align reads)

BAM

識別變體
(Identify variants)

VCF

FastQ：FASTQ format，為一種儲存生物序列（通常為核酸序列）其定序品質得分資訊的文字格式。
BAM：Binary Alignment Map，序列比對圖的二進制寫法。
VCF：Variant Call Format，變體調用格式。

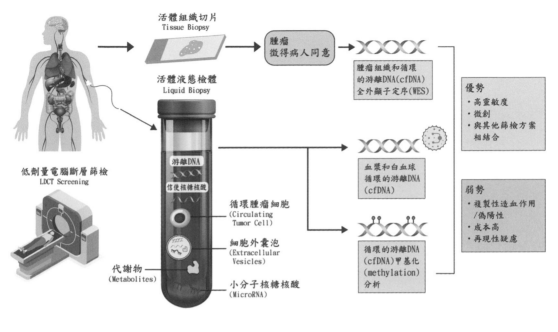

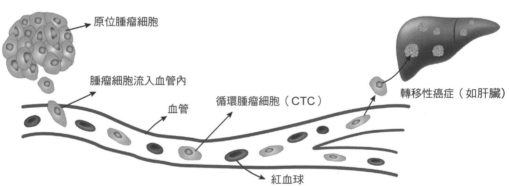

▲循環腫瘤細胞隨著寫意擴散到其他器官（如圖示：肝臟），形成新的腫瘤組織，造成轉移性癌症。

早期三陰性乳癌的免疫檢查點抑制劑合併術前化療（新輔助治療）

一項命名為 KEYNOTE-522 的第三期臨床試驗，試驗設計如同下圖顯示，這個試驗主要目的是在研究早期三陰性乳癌患者的標準治療再加上免疫檢查點抑制劑會不會更有療效？

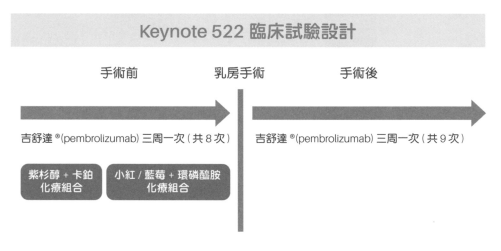

▲ Keynote 522 臨床試驗設計

它的試驗做法是以術前化療加上免疫治療 Pembrolizumab（術後還是繼續接受 Pembrolizumab 單一藥物的輔助治療）來與現今治療模式 - 單純術前化療（於術後接受安慰劑的輔助治療）做一個比較。這個試驗的初步結果算是成功（證明加上免疫檢查點抑制劑更有療效），後來於 2020 年發表在著名的新英格蘭醫學期刊。

當時的成果顯示術前化療加上免疫治療 Pembrolizumab 可以提高手術時候的病理學腫瘤完全消失率（就是開刀下來的標本內已

經找不到癌細胞）。時隔約兩年，持續追蹤 KEYNOTE-522 的第三期臨床試驗，於 2022 年在新英格蘭醫學期刊上又發表了備受期待的 KEYNOTE-522 研究的後續結果，此次又再度證明術前化療加上免疫治療 Pembrolizumab 以及於乳房腫瘤手術後，還是繼續接受 Pembrolizumab 單一藥物的輔助治療，確實可以顯著延長了患者的無事件生存期（就是乳癌並未再復發的期間），也充分證明了之前公布的術前化療加上免疫治療 Pembrolizumab 可以提高手術時候的病理學腫瘤完全消失率。

值得一提的是這樣的療效可以不用特別去看免疫的標記 PD-L1 是否有高表現量，因為不管 PD-L1 的表現量是高或低，有加上免疫治療 Pembrolizumab 都會有療效的增加。以下詳細看一下研究結果：

✤ KEYNOTE-522 研究的背景

即使使用了現有的全身性化療，三陰性乳癌較其他乳癌分子亞型的總體生存仍然較短，第二至三期的三陰性乳癌患者的 5 年無病生存率大約為 7 成，總生存率約 77%。目前術前化療是第二至三期的三陰性乳癌的標準治療，其短期目標是手術時候的病理學腫瘤完全消失，而此醫學上所稱之的病理完全緩解可以延長無事件生存和總體生存時間。術前治療和術後輔助性治療的長期目的就是要防止疾病復發，但三陰性乳癌現有的以化療為主的術前治療和術後輔助性治療的療效並不是很令人滿意。

第二至三期的三陰性乳癌患者，都是未曾接受過治療，依照 2：1 的比例（免疫合併化療組的人數是化療對照組的兩倍）

隨機分配，免疫化療組術前的化療包括 4 個療程的太平洋紫杉醇與卡鉑，隨後 4 個療程的小紅莓或是小藍莓（epirubicin）與 cyclophosphamide），化療期間每三周搭配使用 Pembrolizumab，而化療對照組僅接受一樣的 4+4 個療程的術前化療但不使用 pembrolizumab。

乳房腫瘤切除手術後，免疫化療組的患者接受術後輔助性免疫治療 Pembrolizumab 治療，至多 9 個療程；而對照組給予相同療程的安慰劑。KEYNOTE-522 研究的主要終點是病理完全緩解率和無事件生存期（定義為從隨機分組至出現妨礙根治性乳癌手術的疾病惡化時間，或至出現局部或遠處復發時間，或發生第二原發癌或任何原因死亡的時間）。同時還評估了該治療的安全性。

KEYNOTE-522 的研究結果解讀：

根據 KEYNOTE-522 的研究結果，與對照組只有術前輔助化療相比，加上 Pembrolizumab，對於第二至三期未曾接受過治療三陰性乳癌患者的無事件生存時間會有著顯得著改善。免疫化療組較對照組可以降低 37% 的風險。

免疫化療組中的所有次族群的患者均可觀察到無事件生存時間有延長的獲益，而且加入免疫治療的模式讓病理完全緩解率更高，且病理完全緩解率的增加與否與腫瘤的 PD-L1 表達水準無關。在過去轉移性三陰性乳癌的 KEYNOTE-355 研究中，PD-L1 表現量要達到一定標準（聯合評分大於或是等於 10 分）的轉移性三陰性乳癌，才會在第一線治療上受惠於化療（包括含紫杉類方案和非紫

杉含鉑方案）加上免疫治療 Pembrolizumab，且此聯合治療的模式
與單獨化療相比，可以顯著提疾病控制時間。由此可知，免疫標記
PD-L1 的應用性對於免疫檢查點抑制劑用於不同階段（**早期以及轉
移性**）三陰性乳癌的治療，有不同的意義。

　　此外這項研究還顯示，而免疫治療藥物 Pembrolizumab 的加入，
並不會降低化療暴露或增加化療常見相關的毒性作用，但免疫治療
相關不良事件的發生率更高，主要是內分泌系統的疾病和皮膚反應，
但慶幸的是這些副作用多半發生於術前輔助免疫治療治療期間，在
術後輔助免疫治療期間發生率則非常低。

　　這些免疫治療相關不良事件通常嚴重度為低等級，處理的方式
包括暫停治療、使用類固醇或內分泌激素的補充即可處理妥善，但
早期確認和處置免疫治療相關不良事件是很重要的，如此才能讓免
疫治療風險最小化，持續治療獲益最大化。某些免疫治療相關不良
事件的毒性作用可能為不可逆的，需要長期治療或是內分泌激素補
充，所以對於免疫治療相關不良事件有可能潛在治癒的患者應該特
別注意。

　　這項 KEYNOTE-522 研究的研究結果，支持臨床上對於復發高
風險的早期三陰性乳癌患者，無論其腫瘤 PD-L1 的表達狀態，可以
建議使用免疫治療 Pembrolizumab 與化療作為手術前的輔助治療，
並在術後繼續使用 Pembrolizumab 作為輔助性的治療。

三陰性乳癌治療的新曙光──魔法子彈

前面已和大家談過了手術、放療與化療，都是眾所周知的乳癌治療方式，而細胞毒殺性藥物通常是作為癌症的傳統化療方式之一。雖然此類方式對某些類型的癌症有效，但細胞毒殺性藥物的「非專一性」意味著會同時攻擊快速分裂的健康細胞和腫瘤細胞，使正常細胞也深受其害，直接導致全身性的副作用。

而標靶治療的發展就是希望在透過利用正常細胞與癌細胞之間的細微差異，尋找更安全、更有效的治療方式，而「抗體藥物複合物（antibody drug conjugate, ADC）」的研發是其中一項代表性之精準醫療發展的成功案例。

✿ 什麼是抗體藥物複合體？ ADC 的最初緣起

抗體藥物複合物（ADC）最早是由德國諾貝爾生理醫學獎的得主保羅・埃爾利希（Paul Ehrlich）教授所提出的魔法子彈（Magic Bullets）理論，此理念核心在於能否找到一種生物標的分子，可以在不傷害人體正常細胞的情況下，選擇性地標靶毒殺病原微生物或惡性細胞，進而消除病原或疾病。

在埃爾利希教授的基本理念提出之後的八十多年裡，加上 1940 年代的化學療法與 1970 年代的單株抗體（monoclonal antibody）的成功開發和上市，終於在 1983 年研發出第一個抗體藥物複合體新藥，實現了抗體藥物複合體治療首次的人體臨床試驗。

如圖所示，這些重要的歷史沿革努力推進了抗體藥物複合體的開發領域，使之成為新一代對抗癌症的強力武器，也畫下乳癌治療史上的重要里程碑。

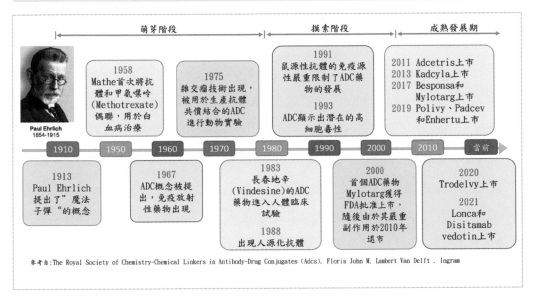

抗體藥物複合體（ADC）的三個研究發展階段

萌芽階段　　　　　　　　　　　　　　　　　　撲索階段　　　　　　成熟發展期

Paul Ehrlich
1854-1915

1958
Mathe首次將抗
體和甲氨喋呤
（Methotrexate）
偶聯，用於白
血病治療

1975
雜交瘤技術出現，
被用於生產抗體
共價結合的ADC
進行動物實驗

1991
鼠源性抗體的免疫源
性嚴重限制了ADC藥
物的發展

1993
ADC顯示出潛在的高
細胞毒性

2011 Adcetris上市
2013 Kadcyla上市
2017 Besponsa和
Mylotarg上市
2019 Polivy、Padcev
和Enhertu上市

1910　　1950　　1960　　1970　　1980　　1990　　2000　　2010　　當前

1913
Paul Ehrlich
提出了"魔法
子彈"的概念

1967
ADC概念被提
出，免疫放射
性藥物出現

1983
長春地辛
（Vindesine）的ADC
藥物進入人體臨床
試驗

1988
出現人源化抗體

2000
首個ADC藥物
Mylotarg獲得
FDA批准上市，
隨後由於其嚴重
副作用於2010年
退市

2020
Trodelvy上市

2021
Lonca和
Disitamab
vedotin上市

參考自：The Royal Society of Chemistry-Chemical Linkers in Antibody-Drug Conjugates (Adcs). Floris John M. Lambert Van Delft . Ingram

▲ 抗體藥物複合體（ADC）的三個研究發展階段，ADC 的設計與作用機制可參考
Her-2 陽性治療的章節，資料參考自：1.The Royal Society of Chemistry-Chemical
Linkers in Antibody-Drug Conjugates （ADCs），Floris John M. Lambert Van Delft ,
Ingram。2. 台灣醫界 2022, Vol.65, No.6

　　在乳癌治療領域中，第一個成功上市並治療於乳癌的抗體藥
物複合體即為賀癌寧（Kadcyla，T-DM1），用於治療 HER2 陽
性的乳癌，而 2020 年第一個被美國 FDA 核准用於治療轉移性三
陰性乳癌的抗體藥物複合體為拓達維（Trodelvy，Sacituzumab
Govitecan），其為全球第一個 Trop-2 抗體藥物複合體新治療，也已
在 2022 年 11 月被衛福部核准而正式進入台灣。

三陰性乳癌治療的新曙光——魔法子彈

❊三陰性乳癌的 Trop-2 抗體藥物複合體 ---Trop2 ADC

拓達維（Trodelvy，Sacituzumab Govitecan，SG）

　　拓達維主要由三部分構成，如下圖四所示，分別為：單株抗體、拓撲異構酶 I 抑制劑 SN-38 及連接兩者的酸可切型連接子。SG 是第一個針對滋養層細胞表面抗原 2（trophoblast cell surface antigen 2, Trop-2）所設計的 ADC 藥物，而正好利用了 Trop-2 在多種腫瘤細胞上有過度表現的特徵。相對於正常的乳腺上皮細胞，乳癌細胞表面上表達大量的 Trop-2，尤其是在三陰性乳癌細胞和賀爾蒙陽性 HER2 陰性乳癌細胞，愈高的 Trop-2 表現亦相映著預後結果越差。

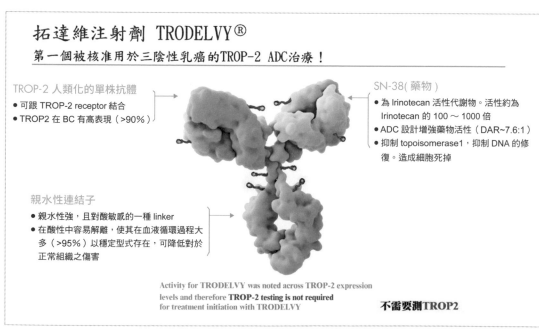

拓達維注射劑 TRODELVY®

第一個被核准用於三陰性乳癌的TROP-2 ADC治療！

TROP-2 人類化的單株抗體
- 可跟 TROP-2 receptor 結合
- TROP2 在 BC 有高表現（>90%）

SN-38(藥物)
- 為 Irinotecan 活性代謝物。活性約為 Irinotecan 的 100 ～ 1000 倍
- ADC 設計增強藥物活性（DAR~7.6:1）
- 抑制 topoisomerase1，抑制 DNA 的修復。造成細胞死掉

親水性連結子
- 親水性強，且對酸敏感的一種 linker
- 在酸性中容易解離，使其在血液循環過程大多（>95%）以穩定型式存在，可降低對於正常組織之傷害

Activity for TRODELVY was noted across TROP-2 expression levels and therefore **TROP-2 testing is not required** for treatment initiation with TRODELVY

不需要測TROP2

▲ 拓達維為第一個被核准於三陰性乳癌的 Trop-2 抗體藥物複合體（Trop-2 ADC）

IMMU-132-01 為第一、二期臨床試驗用於評估 SG 對於治療晚期上皮細胞腫瘤的安全性和療效，其中在轉移性三陰性乳癌（mTNBC）治療上有顯著反應。

ASCENT 第三期臨床試驗，即為針對復發或難治型的 mTNBC 病人分別使用 SG 治療或單一化療（TPC）進行的臨床研究。結果顯示，SG 組與 TPC 組在主要療效指標且無腦部轉移的中位數無惡化存活期（median progression-free survival, mPFS），分別為 5.6 個月和 1.7 個月（hazard ratio：0.41; p<0.001）。中位數總存活率（median overall survival, mOS）分別為 12.1 個月和 6.7 個月（hazard ratio：0.48; p<0.001）。兩組病人的客觀緩解率（objective response rate, ORR）分別為 SG 組 35％和 TPC 組 5％。緩解持續時間中位數（median duration of response，mDoR）SG 組和 TPC 組分別為 6.3 個月和 3.6 個月。除此之外，在次族群分析中發現，大於 65 歲以上的病人以 SG 治療比 TPC 治療助益最為明顯，mPFS（5.7 vs. 1.5 月；hazard ratio：0.41）、mOS（15.3 vs. 8.2 months; hazard ratio：0.37）。

在 ASCENT 研究安全性分析中，較常見的不良事件大多為 G1-2 級包括：腹瀉、噁心、脫髮、疲勞及貧血。大於 G3 級的不良事件包括：嗜中性白血球低下、白血球低下、腹瀉，但整體而言安全性良好且副作用皆為可以控制的。此外，對於較嚴重的不良事件，如腹瀉，建議立即服用抗腹瀉藥物，直到症狀消失；嗜中性白血球低下可透過給予白血球生成素及延遲治療來減輕症狀。

除了 ASCENT 之外，還有一系列關於 SG 用於乳癌治療相關的

研究仍在持續進行中。例如：TROPiCS-02 和 EVER-132-002 的三期臨床研究，旨在評估 SG 對於賀爾蒙陽性 HER2 陰性的轉移性乳癌的治療成效，也都已有正向的結果發表。

顯示 SG 在賀爾蒙陽性 HER2 陰性的轉移性乳癌病患也能顯著延長整體存活，SG 也已經在 2023 年 9 月正式獲得衛福部核准擴增適應症。目前 SG 有許多臨床試驗在評估其前線使用的臨床成效，也期待未來 SG 能帶給更多乳癌病患有更好的存活助益。

✲ 新訊息：台灣三陰性乳癌已健保給付

拓達維是台灣第一個健保給付三陰性乳癌治療的抗體藥物複合體，自 113 年 2 月 1 日生效，健保給付規範為：

1. 適用於治療先前已接受兩次以上全身性治療無效（**其中一次需為治療晚期疾病**）之無法切除的局部晚期或轉移性的三陰性乳癌成年病人，且符合下列各項條件：

（1）病人身體狀況良好（ECOG ≦ 1）。

（2）須使用過紫杉醇類（taxane）類藥物至少 1 個療程。

2. 須經事前審查核准後使用，每次申請之療程以 3 個月為限，初次申請時需檢附 ER、PR、HER2 皆為陰性之檢測報告。再次申請必須提出客觀證據（**如：影像學**）證實無惡化，才可繼續使用。

你所不知道的 HER2 弱陽性

✽ 乳癌新分型：半數以上病患屬於 HER2 弱陽性

過去乳癌的分類會依據「荷爾蒙受體」及「HER2」的陰性、陽性分為四大類。其中 HER2 陽性屬於惡性度較高的一種乳癌，當 HER2 基因過度表現，癌細胞分裂能力較強，對部份治療藥物也較容易產生抗藥性，但 HER2 標靶藥物近年來的突破著實往前推進了以往覺得棘手的 HER2 乳癌的治療。然而有百分之八十的轉移性乳癌患者屬於 HER2 陰性，並不適用 HER2 標靶藥物，但現在多了「HER2 弱陽性」的新分型，精準分類便會是影響治療效果的關鍵，為病患的治療帶來新的曙光。

「HER2 弱陽性」代表細胞表面有少量表現的 HER2，透過免疫組織化學染色（IHC）檢測只有 1+；或是 IHC 檢測 2+，但螢光原位雜交法（FISH）檢測為陰性。

乳癌新分型：HER2 弱陽性的檢測方式

免疫組織化學染色 IHC → 螢光原位雜交法 ISH → HER2 分型

IHC 0	IHC 1+	IHC 2+	IHC 3+
未觀察到染色，或手於10%的細胞染色	超過10%細胞顯示輕微程度的染色	超過10%細胞顯示中等程度的染色	超過10%細胞顯示被嚴重染色
		ISH negative / ISH positive	
HER2-negative（陰性）	HER2-low（弱陽性）		HER2-positive（陽性）

　　「HER2 弱陽性」患者佔整體乳癌約 55%。過去被分類為荷爾蒙陽性 /HER2 陰性、三陰性乳癌的病友，都有可能也屬於「HER2 弱陽性乳癌」。因為原本的分型而以抗荷爾蒙療法或是化療為主的病友，現在可以考慮優赫得（Enhertu，T-DXd），目前唯一核准用於 HER2 弱陽性乳癌的藥物，多一線藥物新選擇。

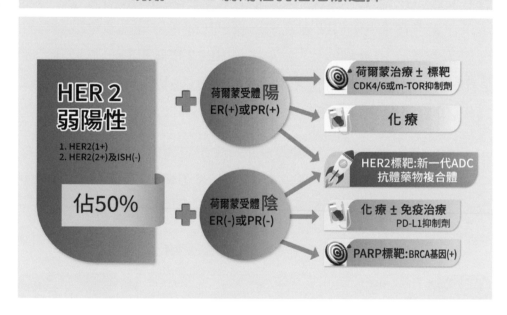

晚期 HER2 弱陽性乳癌治療選擇

HER 2
弱陽性
1. HER2(1+)
2. HER2(2+)及ISH(-)

佔50%

荷爾蒙受體陽
ER(+)或PR(+)

荷爾蒙受體陰
ER(-)或PR(-)

荷爾蒙治療 ± 標靶
CDK4/6或m-TOR抑制劑

化療

HER2標靶:新一代ADC
抗體藥物複合體

化療 ± 免疫治療
PD-L1抑制劑

PARP標靶:BRCA基因(+)

　　優赫得透過其搭載可通透細胞膜的化療藥物，對鄰近癌細胞也能產生毒殺效果，引發「旁觀者效應」，故在 HER2 弱陽性乳癌有其治療角色。DESTINY-Breast04 作為針對轉移性 HER2 弱陽性乳癌的第三期試驗 2，患者接受優赫得治療相較於傳統化療，無疾病存活時間（PFS）中位數由 5.1 個月延長到 9.9 個月，降低了 50% 的疾病惡化風險，客觀緩解率（Objective Response Rate，ORR）由

16.3％提高到 52.3％，並延長整體存活期，中位數將近兩年，展現優異的臨床效果。

　　對於轉移性 HER2 弱陽性乳癌患者，即使癌細胞的 HER2 表現量較少，優赫得仍能有效毒殺目標腫瘤細胞，都有賴於其藥物特性的「旁觀者效應（bystander effect）」。

　　旁觀者效應（bystander effect）：抗體藥物複合體（ADCs）所搭載的載體為親脂性（lipophilic）的特性。即能在癌細胞內與抗體切斷連結後，穿透細胞膜而對鄰近的癌細胞產生毒殺效果。這是抗體藥物複合體（ADCs）能對抗原表現異質的臨近癌細胞，也能表現細胞毒殺效果的主要原因。

乳癌新分型：HER2 弱陽性的檢測方式

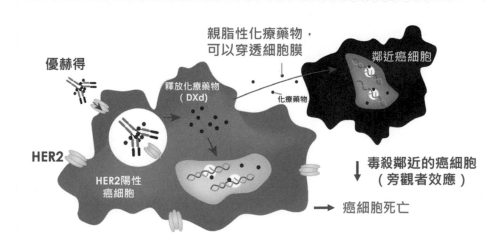

超越乳癌

Living well beyond the breast cancer

如果說生命是一條長河，
乳癌姊妹們在面對疾病接受治療的抗癌歲月裡，這一個個的
過程是一連串的試煉，從確診到重生會經歷三個不同的階段：

（一）首先疾病所帶來身心靈的衝擊（Impact）

（二）接受一系列治療，多科團隊的全人照顧（Care）

（三）完成療程後，如何重建信心，飛躍重生，迎向嶄新的未來（Revival）

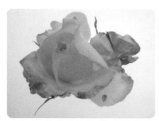

一朵開得不很完美的玫瑰
象徵著開過刀的女人心境

（一）Impact 面對衝擊

女人如花，當面臨疾病的衝擊，內心的脆弱，
不免質疑自己還是不是一位完整的女人。千萬
記得一個女人的魅力是來自她的自信，此時支
持團體的角色更是關鍵，能適時引領她以正確
的態度面對疾病，保握黃金治療期，以免延誤
治療。

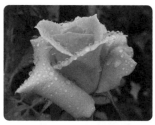

含著朝露，一朵很滋潤、滋養
的薔薇，象徵著多科團隊對病
友的全人關懷。

（二）Care 全人照護

乳癌的治療是個多科整合醫療團隊，多面向全
方位的照護，結合一般外科、血液腫瘤科、放
射腫瘤科、病理科、個案管理師、護理、營養
、藥師、社工...等，目標一致，提升醫療服
務品質，帶給個案最佳的照護。

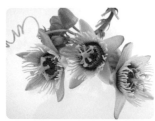

以生命力最旺盛的百香果花
來代表飛躍重生，舞出新生命

（三）Revival 飛躍重生

完成治療以後，後續的持續追蹤，重建信心，
提升生活品質，從日常的簡約新生活做起，
重新擁抱生命迎向更美好的未來。

乳癌防治基金會病友服務

本基金會本著「關懷生命，疼惜女性，追求圓滿」的服務精神，從同理心角度出發，二十幾年來，持續陪伴病友走過診斷、治療、追蹤、與康復的歷程。我們的關懷服務模式，可以用A.P.P.L.E. 五個英文字母涵蓋，簡述如下：

A.P.P.L.E.乳癌關懷模式

「三階段」：一、新診斷乳癌期 二、正接受療程期 三、治療後追蹤期

「五關懷」

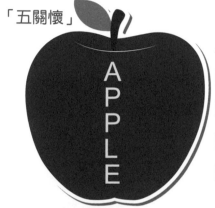

Approach(接觸)：**接觸確診病友**

Probe(探詢)：**了解病友背景與需求**

Present(介紹)：**介紹醫療團隊，解釋病情**

Listen(傾聽)：**傾聽病友內在的聲音**

Enduring(持續)：**持續的支持與陪伴**

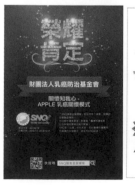

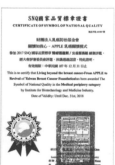

乳癌防治基金會
關懷知我心-APPLE乳癌關懷模式
榮獲SNQ國家品質標章證書

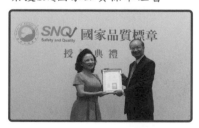

官網　　　　　LINE　　　　　FB　　　　　YouTube
　　　　　　　　　　　　　　　　　　　　　影片頻道

Dr.Me健康系列 HD0172X

超越乳癌【最新增訂版】

總 策 畫／張金堅
作　　者／張金堅、郭文宏、黃其晟、葉顯堂、劉峻宇、鍾元強、戴浩志
選 書 人／林小鈴
主　　編／陳玉春

行銷經理／王維君
業務經理／羅越華
總 編 輯／林小鈴
發 行 人／何飛鵬

出　　版／原水文化
　　　　　115台北市南港區昆陽街16號4樓
　　　　　電話：（02）2500-7008　　傳真：（02）2502-7676
　　　　　網址：http://citeh2o.pixnet.net/blog　E-mail：H2O@cite.com.tw
發　　行／英屬蓋曼群島商家庭傳媒股份有限公司城邦分公司
　　　　　115台北市南港區昆陽街16號5樓
　　　　　書虫客服服務專線：02-25007718；25007719
　　　　　24小時傳真專線：02-25001990；25001991
　　　　　服務時間：週一至週五9:30～12:00；13:30～17:00
　　　　　讀者服務信箱E-mail：service@readingclub.com.tw
　　　　　劃撥帳號／19863813；戶名：書虫股份有限公司
香港發行／香港九龍土瓜灣土瓜灣道86號順聯工業大廈6樓A室
　　　　　電話：852-25086231　傳真：852-25789337
　　　　　電郵：hkcite@biznetvigator.com
馬新發行／城邦（馬新）出版集團 Cite (M) Sdn Bhd 41, Jalan Radin Anum, Bandar Baru Sri
　　　　　Petaling, 57000 Kuala Lumpur, Malaysia.
　　　　　電話：(603)90563833　傳真：(603)90576622
　　　　　電郵：services@cite.my

城邦讀書花園
www.cite.com.tw

美術設計／張曉珍、秋語設計工作室
攝　　影／蔡爾平、蔡愛真
內頁繪圖／蔡愛真、蔡欣穎、謝佩珊
製版印刷／科億資訊科技有限公司
初　　版／2020年10月20日
二版一刷／2024年5月2日
定　　價／580元
ISBN：978-626-7268-88-9（平裝）
ISBN：978-626-7268-89-6（EPUB）

有著作權‧翻印必究（缺頁或破損請寄回更換）

特別感謝
台灣華歌爾(股)公司／芙爾摩莎股份有限公司／美的髮業有限公司

國家圖書館出版品預行編目資料

超越乳癌【最新增訂版】／張金堅,郭文宏,黃
其晟,葉顯堂,劉峻宇,鍾元強,戴浩志合著. --
二版. -- 臺北市：原水文化出版：英屬蓋曼群
島商家庭傳媒股份有限公司城邦分公司發行,
2024.05
　面；　公分. -- (Dr.Me健康系列；HD0172X)
ISBN 978-626-7268-88-9(平裝)
1.CST: 乳癌

416.2352　　　　　　　　　　　　113005070